AF384808

DU GOITRE

ET DU

CRÉTINISME

Paris.— A. PARENT, Imprimeur de la Faculté de Médecine, rue Monsieur-le-Prince, 31.

DU GOITRE

ET DU

CRÉTINISME

ÉTIOLOGIE, PROPHYLAXIE, TRAITEMENT

PROGRAMME MÉDICO-ADMINISTRATIF

PRÉCÉDÉ D'UNE LETTRE DE Mᴳ́ BILLIET, CARDINAL-ARCHEVÊQUE DE CHAMBÉRY

PAR

M. LE Dᴿ MOREL

Médecin en chef de l'hôpital de Saint-Yon, Lauréat de l'Institut,
Membre de la Commission du Goitre et du Crétinisme.

> Je ne connais pas de nation qui puisse
> se comparer à la française pour les efforts
> que les savants ont faits dans l'art de dé-
> fendre et de protéger la santé de l'homme
> dans les différents climats.
>
> FODÉRÉ
> *Introduction à la médecine légale.*

PARIS

P. ASSELIN, GENDRE ET SUCCESSEUR DE LABÉ,

ÉDITEUR DES ARCHIVES GÉNÉRALES DE MÉDECINE,

place de l'École-de-Médecine.

1864

A M. LE DR RAYER

MEMBRE DE L'INSTITUT ET PRÉSIDENT DE LA COMMISSION
DU GOITRE ET DU CRÉTINISME.

Je devais la dédicace de ce travail au savant médecin qui a présidé avec tant de zèle les nombreuses séances de la commission *du goître et du crétinisme.* Tout fait espérer que la vaste enquête médico-administrative, ordonnée par le ministère du commerce et de l'agriculture, apportera de précieux renseignements à la commission, et que nous pourrons bientôt reprendre le cours de nos travaux.

En publiant cet opuscule j'ai devancé l'époque où la commission aura naturellement à s'occuper des moyens les plus efficaces pour combattre les causes de la triste maladie endémique qui a attiré l'attention du gouvernement et éveillé sa juste sollicitude. Mais il est facile de comprendre que ma manière de voir n'étant ici que l'expression d'une opinion personnelle ne peut préjuger, en quoi que ce soit, les décisions ultérieures de la commission.

Je suis heureux en attendant de constater que les études sur les affections endémiques et épidémiques sont aujourd'hui à l'ordre du jour, et que les médecins et les administrateurs rivalisent de zèle dans l'application des moyens que préconise l'hygiène publique.

Une publication récente sur *le goître et le créti-*

a

nisme (1) nous prouve que depuis les importants travaux et les recherches spéciales de MM. Chatin, Grange, Niepce, Fabre, Baillarger, Ferrus, Tardieu, Cerise, Ancelon de Dieuze, Vingtrinier, et autres savants spéciaux ou médecins hygiénistes, l'opinion publique en France ne cesse de se préoccuper des ravages exercés par d'aussi tristes maladies. Le même mouvement, dans le sens d'une application pratique de nos connaissances à la guérison du goître et à l'extinction du crétinisme, s'observe pareillement en Allemagne et en Angleterre.

A diverses époques des médecins allemands ont été chargés par leurs gouvernements d'étudier les causes de ces endémies. Le ministre de l'intérieur, en Autriche, vient de confier à M. le professeur Skoda le soin de réunir tous les documents envoyés sur cette question par les médecins aux lumières desquels il a été fait appel. Un travail du Dr Blackie, d'Édimbourg, nous apprend que l'Écosse n'est pas plus préservée du crétinisme que d'autres contrées de l'Europe, et l'on ne saurait trop admirer avec quelle sollicitude, tant en Allemagne qu'en Angleterre, on s'occupe des diverses dégénérescences de l'espèce comprises sous les noms d'idiotie, d'imbécillité et de crétinisme. Je me contenterai de citer les travaux récents de M. Brandes et de M. le D^r baron Mundy (2).

---

(1) *Du Goître et du Crétinisme,* par M. le Dr Chabrand, médecin des eaux minérales de Monétur, médecin des épidémies et de l'hôpital civil de Briançon ; Paris, 1864.

(2) Bandes : *De l'Idiotie et des établissements pour les idiots. Der idiotismus und die idioten-anstalten.* (Hanovre, 1862).

Mundy : *du Traitement pédagogique du crétinisme. On educationel treatement of cretinusmus.* En Allemagne et en Angleterre il existe de magnifiques institutions pour les enfants frappés d'idiotie et d'imbécilité. Les ouvrages que je cite sont l'expression de l'intérêt que dans ces deux pays on attache à la question pédagogique pour le traitement de ces infirmités.

Je sais qu'à la prétention de vouloir formuler un programme médico-administratif pour combattre ces endémies on peut opposer la divergence des idées médicales sur la cause prochaine du goître. Mais alors même que nous ne serions pas d'accord sur ce point, serait-ce bien là une raison pour ne pas s'attaquer avec ensemble et simultanéité à un mal aussi grand en lui-même et auss redoutable pour la descendance de ceux qui en son primitivement atteints? On ignore, je le veux bien comment le goître se produit, mais on sait comment i se comporte.

On observe cette affection dans tous les pays du monde, sous toutes les latitudes. Toutefois, il faut bien reconnaître que le cercle au delà duquel le mal ne sévit plus que sporadiquement peut être tracé partout avec une rigueur pour ainsi dire mathématique.

On le retrouve dans diverses contrées, cela est vrai; mais il a ses lieux de prédilection, c'est ce que l'on ne saurait nier. Il se développe de préférence dans les vallées profondes, sur le versant d'une montagne exposée au midi, plutôt que sur celui exposé au nord, dans telle constitution du sol plutôt que dans telle autre; il affectionne les terrains alluvionnaires qui limitent le cours de certains fleuves. Les torrents et les cours d'eau qui se précipitent des hauts plateaux des Alpes, des Pyrénées et d'autres montagnes semblent entraîner avec eux le principe goitrigène et le semer dans des terrains favorables à son développement.

Lorsqu'une localité est infestée par le goître, c'est dans les endroits les plus humides, les plus malsains de cette localité, là où végète la population la plus misérable que le mal exerce ses principaux ravages. Je ne veux pas inférer de là que la classe aisée jouisse d'une immunité complète ; les faits contrediraient cette assertion. D'ailleurs l'hérédité morbide, au point de vue de la pathogénie du crétinisme surtout, a des conséquences rigoureuses, inexorables et fatales. Mais ce que l'on peut affirmer, c'est que l'endémie goîtro-crétineuse est généralement le mal de la misère. La même chose a été observée pour la pellagre, pour la cachexie paludéenne et pour d'autres affections endémiques.

Plus j'étudie les origines et le développement du goître, plus je reste persuadé que c'est là le symptôme d'une maladie de *nature infectieuse* qui tient primitivement au sol et consécutivement aux produits de ce sol. La même réflexion s'applique à la cachexie des habitants des pays marécageux. Ce n'est pas, en effet, l'hypertrophie de la rate qui constitue la maladie des habitants de la Sologne, de la Bresse, du Berry ou du Forez; on ne doit considérer cette tuméfaction, ainsi que la cachexie qui l'accompagne, que comme étant la conséquence de l'infection paludéenne.

L'assainissement des pays infectés par le miasme des marais est, chacun le sait, la première des conditions imposées par l'hygiène ; pourquoi n'en serait-il pas ainsi pour les pays à goître ? On objecte qu'il serait important de résoudre avant tout la question scientifique. Mais quand il s'est agi d'assainir les contrées marécageuses, je ne sache pas que l'on se soit préoccupé outre mesure de l'analyse des eaux, de l'air et de tous les éléments étiologiques plus ou moins prochains qui peuvent contribuer au développement de la fièvre et de la cachexie paludéenne qui en est la conséquence. On s'est mis résolument à l'œuvre, et l'on a agi sagement. En effet, *mieux vaut assainir un pays que d'échafauder un système pénible de prophylaxie ; et le dessèchement des marais est peut-être le plus grand bienfait qu'attende l'humanité* (1). C'est là aussi, on le sait, la pensée qui domine dans la haute intervention à laquelle la Sologne devra un jour la régénération de ses habitants.

En donnant dans ce travail une importance plus grande à la question d'application hygiénique immédiate sur un vaste ensemble qu'à la question scientifique proprement dite, j'ai été mu, Monsieur, par les considérations que je viens d'avoir l'honneur de vous exposer. D'ailleurs, lorsqu'un gouvernement s'adresse aux savants pour savoir ce qu'il y a à faire pour détruire une affection endémique, il n'a pas à se préoccuper de la question scientifique, celle-là demeure réservée et ne peut être traitée qu'en son temps et en son lieu. L'autorité administrative, au contraire, demande à être éclairée sur la question pratique, sauf à juger si les moyens proposés sont opportuns et réalisables.

Fodéré, qui, dans le même ordre de faits, a poussé si loin ses investigations scientifiques, était aussi du même avis. Il croyait que lorsqu'il était question de maladies endémiques il fallait agir et agir promptement.

Cet honorable savant pensait pareillement, et tous les hygiénistes qui se sont occupés d'affections endémiques partageront sa manière de voir, que l'intervention du gouvernement est indispensable lorsqu'il s'agit de la régénération intellectuelle, physique ou morale des habitants d'un pays contaminé. En effet, les populations affectées sont trop misérables, trop déprimées pour trouver en elles-mêmes les ressources matérielles, ainsi que la force morale nécessaires pour réagir contre le mal qui les dévore. Permettez-moi, Monsieur, de vous

____

(1) Michel Lévy.

citer à ce propos quelques-unes des idées de Fodéré, de cet homme aussi savant que modeste. A un demi-siècle de distance ses paroles n'ont rien perdu de leur actualité :

« Il reste encore, dans différentes contrées de l'empire
« français, des arrondissements entiers où l'homme est
« abruti, engourdi par l'humidité qui s'exhale des ma-
« rais et des étangs, où il vit dans la malpropreté et le
« dénûment des moyens qui serviraient à le relever de
« sa pénible situation, et où il est déjà caduque avant
« d'avoir parcouru la moitié de son existence.

« ... De bonnes lois sanitaires ont été faites, mais il
« faut en assurer l'exécution, et c'est ce qui manque en-
« core dans les petites villes et les campagnes... Un code
« de santé obligatoire est aussi nécessaire qu'un code
« rural, qu'un code de commerce... »

Mais c'est surtout dans les paroles suivantes que l'intervention gouvernementale est proclamée comme une nécessité absolue.

« J'ai voyagé, dit Fodéré, j'ai habité à dessein diffé-
« rents pays ; j'ai médité sur les conditions des hommes
« dans les différentes circonstances de la vie ; j'ai vu qu'il
« était au pouvoir des gouvernements de faire infiniment
« plus de bien que tous les livres de médecine réunis...
« Il était de mon devoir d'ajouter ma faible voix à celles
« de tant d'autres ; et peut-on mieux servir la patrie et
« le souverain qu'en leur fournissant les moyens de s'en-
« richir d'une nombreuse et brillante population (1) ? »

C'est sous l'influence de ces idées que j'ai accompli ce travail historique sur le goître et le crétinisme. Il

---

(1) Fodéré, *Traité pratique de médecine légale et d'hygiène,* t. V, p. 2.

m'aurait semblé incomplet sans le programme médico-administratif qui le termine.

Je suis loin de donner ce programme comme un modèle où il n'y ait rien à modifier. Tout ce que je puis dire, c'est qu'il est l'expression sincère de ma conviction à propos de la possibilité de combattre les causes du goître endémique et d'arriver à l'extinction progressive de la dégénérescence crétineuse.

Je m'estimerais heureux, Monsieur, si mes idées pouvaient recevoir la sanction de votre haute expérience, ainsi que celle de mes honorables collègues de la commission du goître et du crétinisme.

C'est dans cet espoir que j'ai l'honneur d'être,

Monsieur et très-honoré Président,

Votre très-humble et très-obéissant serviteur,

MOREL,

Médecin en Chef de l'Asile Saint-Yon.

Rouen, le 25 mars 1864.

A SON ÉMINENCE

MONSEIGNEUR BILLIET

CARDINAL, ARCHEVÊQUE DE CHAMBÉRY.

ÉMINENCE,

Depuis 1855, époque à laquelle remonte notre première correspondance *sur la constitution géologique du sol* dans la production du goître et du crétinisme, on ne saurait affirmer que la question étiologique ait fait de notables progrès. Il est même difficile d'entrevoir l'époque où cette question sera mieux éclairée qu'elle ne l'est aujourd'hui. Toutefois, il faut bien reconnaître que les esprits sont plus fortement préoccupés que jamais de la nécessité qui existe de prendre des mesures efficaces dans l'intérêt sanitaire des populations affectées d'aussi cruelles maladies. Nous en sommes tous convenus dans la séance de la commission d'hygiène de Chambéry à laquelle assistait Votre Éminence, le 12 août 1863, et qui était présidée par M. le préfet Jolibois, l'administrateur si éclairé et si dévoué du département de la Savoie. C'est là aussi la volonté formellement exprimée par notre gouvernement lorsqu'il a fait appel à une commission spéciale pour porter la lumière dans les moyens à employer pour atteindre un but aussi louable.

Dans ce travail historique sur *le goître et le crétinisme,* je me suis fait l'interprète du sentiment que j'ai l'honneur de signaler à Votre Éminence, et qu'elle-même a si souvent exprimé dans ses écrits.

J'ai tenté plus encore. J'ai publié, sous ma propre responsabilité, un programme médico-administratif qui me paraît répondre aux exigences de la situation et fournir aux gouvernements des pays infestés les moyens d'utiliser les connaissances et le dévouement des médecins.

Le principal mérite de ce programme, dont je me sens tout disposé du reste à reconnaître les imperfections, repose sur la conviction où je suis que la science, malgré les problèmes qui restent à résoudre, est assez avancée pour formuler le traitement du goître endémique et arriver à l'extinction progressive de cette affreuse dégénérescence de l'espèce si connue sous le nom de *crétinisme*.

Je suis loin cependant de me faire illusion sur les difficultés d'une pareille entreprise. Aussi désiré-je vivement provoquer les lumières de Votre Éminence, en la priant d'intervenir de nouveau dans la question pratique, comme elle l'a fait déjà dans la question théorique.

Puissé-je être assez heureux, grâce à l'appui qu'elle voudra bien me prêter, de dissiper quelques préventions existantes à propos de l'opportunité qu'il y aurait de combattre d'une manière prompte et efficace une des plus tristes dégénérescences de l'espèce humaine.

En publiant cet opuscule, j'ai eu le double but de vulgariser la question étiologique du goître et du critinisme et de répondre pour ma faible part à l'appel que, dans sa sollicitude, le gouvernement français a fait aux hommes qui s'occupent de l'amélioration intellectuelle, physique et morale de populations si cruellement éprouvées.

J'ai l'honneur d'être, avec un profond respect,

Monseigneur,

De votre Éminence,

Le très-humble et très-obéissant serviteur,

MOREL,

Médecin en Chef de l'Asile Saint-Yon,
Membre de la Commission du goître et du crétinisme.

Rouen, 28 mars 1864.

Chambéry, le 29 mars 1864.

MONSIEUR LE DOCTEUR ,

Il est vrai que je me suis un peu occupé autrefois du goître et du crétinisme ; mais, soit à cause de mes occupations, soit parce que je voyais que la question n'avançait pas et que je n'entendais parler d'aucune découverte notable, j'avais abdiqué. J'ai reçu, il y a peu de jours, le nouveau mémoire que vous avez bien voulu m'envoyer. Ayant trouvé quelques moments pour le parcourir, je viens vous exposer quelques-unes des observations que j'ai faites en le lisant.

Vous parlez des recherches de la commission spéciale, créée à Turin en 1845, sur la proposition de M. des Ambrois, ministre alors des affaires de l'intérieur. C'est en effet l'un des premiers et des plus intéressants travaux qui aient été entrepris dans ce pays sur cette grave question ; mais, avant de publier son mémoire, la commission de Turin avait eu soin de déléguer plusieurs de ses membres, et entre autres le Dr Trombotto, pour faire étudier en détail les vallées de la Savoie et du Piémont les plus exposées à ces infirmités. Depuis lors, le Dr Grange a parcouru aussi la Savoie, une partie du Piémont et une partie de la France, et paraît avoir fait de bonnes observations. Mais, au fond, cet examen spécial des localités n'est qu'ébauché ; il reste beaucoup à faire. Il serait très-important de réunir sur cette question toutes les observations possibles, et pour cela il faudrait qu'un médecin et un géologue spécialement délégués parcou-

russent successivement la Savoie, le Valais, le Piémont,
les Hautes et Basses-Alpes, les Pyrénées, l'Auvergne,
Nancy, la Seine-Inférieure et toutes les autres parties de
la France, plus ou moins atteintes de ces infirmités. On
pourrait se procurer ainsi une abondante collection de
faits. Il serait bien d'y ajouter encore des observations
faites en Angleterre et en Allemagne. Il est évident que
le gouvernement seul pourrait donner une pareille mission et en faire les frais. Je me suis permis une fois, depuis l'annexion, de la conseiller ; mais je n'ai pas eu le
même succès qu'auprès de M. des Ambrois en 1845. Il est
vrai cependant que l'Empereur prend un intérêt particulier à cette importante question ; il en a donné une
preuve en formant une commission de médecins distingués, spécialement chargés de s'en occuper ; mais cette
commission pourra travailler bien plus utilement, lorsqu'il sera possible de soumettre à son examen des observations faites sur place par des hommes spéciaux.

Vous dites qu'en 1860 le gouvernement autrichien fit
faire le dénombrement des crétins d'une partie de l'Allemagne. Ces dénombrements sont en effet l'un des principaux éléments de la question. Ils sont indispensables
pour que l'on puisse juger s'il y a augmentation ou diminution. J'en ai fait faire un en 1845 qui comprenait
les diocèses de Chambéry et de Maurienne en entier.
Vous l'avez vu dans mon mémoire, il faudrait en refaire
un aujourd'hui, dans les mêmes conditions et les comparer. Je vois, par votre travail, que l'on fait en ce moment une statistique générale des goîtreux et des crétins
dans tous les départements de la France. Ce sera un
travail important et une preuve nouvelle de la sollicitude du gouvernement ; mais ce n'est guère que lorsqu'on pourra refaire cette statistique, dans vingt ou

trente ans, que l'on pourra en déduire des conclusions pratiques par suite des comparaisons.

D'après quelques observations faites à Civita-Vecchia, à Livourne, à Gênes, à Nice, à Marseille et à Montpellier, il paraît que les villes bâties à peu de distance de la Méditerranée sont généralement exemptes du goître et du crétinisme. Si cette immunité est une fois bien constatée, il faudra l'attribuer, ce semble, à l'influence des eaux iodurées de la mer. Nous avons, dans la commune de Cois, en ce diocèse, une source iodurée ; ceux qui en usent ordinairement ne sont ni goîtreux ni crétins. Quelques-uns d'entre eux l'ont abandonnée pour profiter d'un puits plus rapproché de leur habitation ; ils ont pris du goître en fort peu de temps. Les terrains volcaniques jouissent de la même immunité, tandis que les hameaux construits sur les atterrissements du Rhône, de Genève à Lyon, ou sur les alluvions provenant des Alpes, semblent y être exposés d'une manière particulière.

Quant à la question étiologique, j'ai encore relu ce matin la lettre que j'ai eu l'honneur de vous adresser de Maréville, le 11 février 1854. Je suis aujourd'hui du même avis qu'alors sur tous les points qui y sont exposés. J'insisterais même encore davantage en ce moment sur la dangereuse influence de la chaux sulfatée. Tous les hameaux qui sont bâtis sur ce terrain sont gravement infectés. Vous m'avez dit aussi vous-même, dans votre lettre du 7 décembre dernier, sur le témoignage d'un médecin anglais, que tous les crétins de l'Écosse sont sur des terrains gypseux.

Je vous ai exposé très au long, l'année passée, le cas du puits de l'école normale d'Albertville. Il existait, dans la cour, un puits de 12 mètres de profondeur ; de 1840 à 1860 il y avait là un pensionnat dont les élèves étaient complétement exempts du goître. En 1860, après avoir fait des réparations à la maison, on étendit les décombres dans la cour, autour du puits, à la hauteur d'un pied ou deux ; on y établit alors une école normale de 60 à 80 élèves, dont 20 à 25 prirent du goître en peu de temps. M. le recteur de l'Académie y fit creuser une citerne et combler le puits. Le goître y disparut entièrement. Dans ce cas, plusieurs personnes ont attribué le goître aux eaux pluviales qui ont pénétré au fond du puits, après avoir traversé les décombres de chaux, de mortier et de plâtre étendus dans la cour. Ce cas donne l'idée d'un essai à faire. On pourrait remplir une caisse de gypse, et faire passer un filet d'eau et faire boire de cette eau aux personnes qui voudraient bien se prêter à l'expérience.

Dans une commune de Savoie, les jeunes gens qui désirent avoir du goître à l'époque du tirage sont en usage de faire longtemps macérer dans l'eau les feuilles du *falix alba* ; ils boivent fréquemment de cette dégoûtante macération, pendant une année avant le tirage ; ils prétendent que cette boisson leur donne un goître mou et diffus comme celui que vous appelez hyperémique, qui guérit sans remèdes, dès que les opérations de la levée sont terminées.

Vous posez en principe que le crétinisme suppose constamment un *élément morbide* qui a altéré la constitution des ascendants ; vous dites, avec Fodéré, que le crétinisme et ses diverses nuances sont toujours un héritage du père ou de la mère (p. 15). Cependant plusieurs faits semblent prouver que, si une famille saine va se fixer dans un lieu infecté, les enfants nés antérieurement ne contractent pas le crétinisme ; mais, dès le jour de leur

arrivée, ils sont exposés à contracter le goître comme
tous les indigènes, et les parents peuvent avoir des enfants crétins comme s'ils avaient toujours habité le pays.
Dans ce cas, la constitution des ascendants n'avait pas
subi d'altération ; le crétinisme des enfants n'est pas dans
la race, il n'est pas dans le sang, ce n'est pas un vice
héréditaire. La limite des terrains à goître et à crétinisme est ordinairement bien connue : je suppose que
la même année dix familles atteintes de goître et de
crétinisme passent cette ligne et sortent ; les premiers
nés de ces familles conserveront et porteront partout le
principe morbide dont elles sont atteintes, tandis qu'à la
deuxième ou la troisième génération , les descendants
auront vu disparaître toute trace de transmission héréditaire. Il me semble donc que la transmission de ces
infirmités dépend plus de l'influence incessante du sol
que d'une altération de la constitution des parents.

Ces observations m'ont été suggérées par les vingt premières pages de votre excellent mémoire; en continuant,
j'aurais pu en ajouter quelques autres ; mais je n'en ai
pas le loisir, et ma lettre est déjà trop longue. Je me bor-
nerai à dire en terminant que l'établissement des citernes me paraît être le moyen prophylactique le plus sûr.
Vous en trouvez une preuve remarquable dans le fait
d'Albertville, où le goître a complétement cessé depuis
la construction de la citerne. Il est certain que l'eau de
citerne est une eau bien distillée , et qu'au moyen des
précautions convenables, on peut la tenir parfaitement
à l'abri de l'influence du sol. Déjà, en Savoie, les familles
aisées, qui ont à la campagne une maison couverte en
ardoise, un petit château, commencent à en construire
pour elles et pour leurs fermiers ; mais il sera difficile de
déterminer les paysans à en construire une dans chaque

hameau, s'ils n'y sont pas forcés par quelques règle-
ments, et s'ils ne sont pas aidés par le gouvernement. Il
est plus difficile encore d'obtenir de leur indifférence
qu'ils préfèrent l'eau de la citerne à celle de la rigole du
village.

En commençant ma lettre, je ne comptais pas être si
long ; je me hâte de finir en vous renouvelant l'assu-
raance des sentiments distingués et sincèrement dévoués
avec lesquels j'ai l'honneur d'être,

Monsieur le Docteur,

Votre très-humble et obéissant serviteur,

† ALEXIS, card.-archev.

ANNOTATION SPÉCIALE

Je ne me permettrai qu'une seule réflexion à propos
des idées si judicieuses émises par Son Éminence. Cette
réflexion concerne la théorie de la formation du crétinisme dans l'espèce. Nous sommes tous d'accord sur ce
point que l'*on devient goîtreux* et que l'*on naît crétin*.
Le crétinisme se rattache donc à l'ascendance des individus plus ou moins atteints dans leur constitution par
l'endémie régnante. C'est là une loi de pathogénie
à laquelle il n'y a rien à objecter. Mais je n'ai pas
voulu inférer de là que les parents devaient être nécessairement frappés de crétinisme pour donner le jour
à des enfants crétins: il suffit que, dans quelques circonstances, ils aient acquis la prédisposition à laquelle n'échappent pas les individus qui, d'un pays sain,
sont venus s'établir dans une contrée où existe l'endémie. Je me suis, du reste, catégoriquement exprimé à ce
sujet à la page 17 de ce mémoire. — Dans quelques circonstances exceptionnelles les causes générales qui sévissent dans un pays où le crétinisme est endémique
sont tellement intenses, que le crétinisme apparaît sans
aucune transition chez les enfants. On a vu des individus, venus d'un pays où le goître et le crétinisme étaient
inconnus, avoir des enfants crétins lorsqu'ils sont venus
s'établir dans une contrée où cette affection est endémique. L'influence morbide subie par la mère, pendant la
période de gestation, peut seule expliquer un pareil
phénomène. J'en ai cité des exemples (à propos de Rosières aux Salines), et plusieurs auteurs ont vérifié le fait.
M. le Dr Cerise, dont personne ne contestera la sagacité

et la compétence en pareille matière, m'a dit avoir connu un jeune ménage, originaire d'un pays où le goître et le crétinisme étaient inconnus, qui, étant venu s'établir dans la vallée d'Aoste, a eu des enfants crétins.

Au reste le fait d'évolution pathogénique auquel je fais allusion, à propos du crétinisme, s'observe aussi dans d'autres affections où l'hérédité joue un rôle important. Il n'est pas nécessaire, par exemple, que des parents soient complétement aliénés pour donner naissance à des enfants aliénés; il suffit d'une simple prédisposition qui ne consiste souvent que dans un tempérament nerveux, très-excitable, dans des congestions cérébrales périodiques avec manifestation de certains phénomènes nerveux anormaux quoique transitoires, pour que l'aliénation se formule d'une manière caractéristique dans la descendance. Il y a là une loi d'enchaînement et de dépendance réciproque des phénomènes pathologiques sur laquelle je n'ai cessé d'insister pour démontrer que les plus simples affections nerveuses se transforment au point de créer chez les descendants des situations toutes différentes de celles des ascendants.

M...

DU GOITRE

ET

DU CRÉTINISME

§ 1. — Depuis Fodéré jusqu'à nos jours, la science a plus d'une fois repris la question du goître et du crétinisme.

Les théories concernant l'influence exercée par les eaux potables, par la constitution géologique du sol et par d'autres causes encore, ont eu le privilége de fixer l'attention des académies et d'éveiller la sollicitude des gouvernements. Beaucoup d'opinions contradictoires se sont fait jour, et, au milieu de ces débats, l'opinion publique est nécessairement restée flottante et indécisive. Le bon vouloir des gouvernements auxquels on demandait l'application de mesures préventives pour combattre ces tristes dégénérescences de l'espèce humaine a été comme neutralisé. La science n'avait pas dit son dernier mot ; il fallait attendre et on attendit.

Tout le monde comprenait cependant qu'il y avait quelque chose à essayer, quelques mesures prophylactiques et hygiéniques à prendre. La preuve en est dans les efforts tentés par diverses administrations locales, et dans les enquêtes ordonnées par les gouvernements.

En 1845, le gouvernement sarde, sur la proposition de Mgr Billet, archevêque de Chambéry, prenait une initiative des plus honorables. Le ministre, M. des Ambrois, parlant au nom de Sa Majesté, écrivait au chef des magistrats du Proto-Médicat, à Turin, une lettre qui mérite d'être conservée dans les archives historiques de médecine du XIXe siècle : « Sa Majesté le roi, notre maître, considérant combien est fréquent le crétinisme dans plusieurs provinces de ses Etats, combien est grave et déplorable ce fléau sous tous les rapports, et combien il importe de ne rien négliger pour en rechercher la nature, les causes et la possibilité d'y remédier, a déterminé de créer, sous votre présidence, une commission de personnes profondément versées dans les études qui se rapportent à la médecine, à la chimie et à la géologie, pour réunir tous les renseignements possibles sur l'histoire et le progrès du crétinisme dans les diverses provinces, sur la statistique actuelle de cette infirmité et de celles qui ont de l'affinité avec elles, sur ses rapports spécialement avec les conditions atmosphériques, la nature du sol, la qualité des eaux, les habitations, les aliments, et surtout les causes qui peuvent plus ou moins aider à la propagation de cette triste affection, afin de rechercher ensuite les moyens propres à paralyser plus ou moins l'action de ces mêmes causes.

« La commission est composée de membres résidants et de membres correspondants. »

Ce n'est pas un des côtés les moins intéressants de l'histoire médico-administrative du goître et du crétinisme que de voir un prince de l'Église, le vénérable cardinal-archevêque de Chambéry, apporter l'influence de sa haute position à toutes les mesures destinées à favoriser l'étude de l'étiologie, de l'hygiène et de la prophylaxie de ces tristes infirmités de l'espèce humaine.

La manière de conduire cette enquête se résumait pour Mgr Billiet dans les propositions suivantes, qui furent acceptées par le ministre, comme base du programme :

1° Créer une commission spéciale à Turin avec des membres correspondants dans les provinces ; 2° recueillir des données statistiques sur le crétinisme, en s'aidant, à cet effet, du concours des autorités ecclésiastiques et administratives ; 3° envoyer sur les lieux infectés des délégués versés dans les sciences médicales et géologiques ; 4° proposer un prix pour le meilleur travail qui sera présenté sur cette matière ; 5° enfin examiner avec soin l'influence que la nature du sol peut exercer sur la genèse du crétinisme.

La commission sarde, composée de ce que le Piémont renfermait de noms illustres dans la science (1), se mit à l'œuvre ; et si le remarquable rapport qu'elle a publié, en 1848, n'a pas été à l'abri de toute critique, il aura néanmoins marqué un grand pas dans la voie des recherches étiologiques et statistiques. Il servira de modèle à tous ceux qui, par leur position officielle, seront appelés à s'occuper de ces importantes questions, et deviendra pour eux un guide indispensable.

En 1859 et 1860, l'Académie impériale des sciences naturelles à Vienne soulevait la question du goître et du crétinisme. C'est sur la proposition de cette célèbre société savante que le ministre de l'intérieur de l'empire d'Autriche prit les dispositions dont voici la teneur :

« 1° Il sera procédé au dénombrement des crétins que renferment la Haute-Autriche, Salzbourg, la Styrie, la Carinthie, le Tyrol, le Voralberg ; 2° les médecins voudront bien décrire l'état de dégénérescence (*abstammung*), des habitants de ce pays ; 3° on ne négligera pas l'étude des influences climatériques et géologiques ; 4° on procédera à l'analyse des eaux dans les pays infectés. »

Tel a été le programme du ministre ; il n'y est pas fait mention des goîtreux. Aucun questionnaire spécial ne paraît avoir été envoyé aux médecins. C'est au professeur Skoda que revient la mission de dépouiller les nombreux documents qui arrivèrent au ministère de l'intérieur et qui furent ensuite adressés à l'Académie des sciences de Vienne. Le rapport de Skoda (2) fut publié en

---

(1) MM. Gallo, professeur de chirurgie, chef du Magistrat du Proto-Médicat ; — Riberi, professeur d'opérations chirurgicales, président du conseil supérieur de santé, le même qui vient d'honorer si dignement sa mémoire par un legs considérable fait à l'Académie de médecine de Turin, par la fondation d'un prix triennal ; — Despine, inspecteur des mines, etc. ; — Geni, professeur de théologie, membre de l'Académie des sciences ; — Cantu, professeur de chimie, membre de l'Académie des sciences ; — Bellingrini, académicien ; Bertini, conseiller de la Faculté de médecine, etc. La commission s'adjoignit plus tard M. le Dr Trombotto, dont il serait injuste de taire les services. La commission possédait des membres correspondants parmi lesquels nous voyons figurer M. le Dr Cerise, qui a fait d'excellentes recherches sur le crétinisme.

(2) *Referat über den Inhalt der Berichte welche über den Cretinismus in der Oesterreichischen monarchie eingelangt sind.* (Rapports sur les renseignements qui ont été fournis sur le crétinisme de la monarchie autrichienne.) Comme complément de ces données historiques, je dois constater que depuis longtemps les gouvernements de Saxe et de Wurtemberg avaient donné à des savants

1861, et j'en ferai connaître les parties intéressantes quand j'aurai à parler des mesures médico-administratives qu'il serait utile de prendre pour arriver à l'extinction du goître et du crétinisme.

Enfin la sollicitude du gouvernement français fut de nouveau appelée sur ce point en 1862. Déjà, dans son voyage à Chambéry, en 1860, l'Empereur avait témoigné à M. l'inspecteur général Parchappe tout l'intérêt qu'il portait à cette question ; il accueillit avec empressement la proposition que lui fit, en 1861, le cardinal-archevêque de Chambéry, de porter de nouveau l'attention des savants français sur cet important objet. Les considérations que renferme la lettre du ministre du commerce et de l'agriculture méritent de trouver leur place à côté du document de M. des Ambrois que j'ai cité plus haut, et complèteront ce que j'ai à dire au point de vue historique sur l'intervention des gouvernements dans la question d'hygiène et de prophylaxie du goître et du crétinisme.

« Au nombre des faits affligeants qui ont particulièrement fixé la sollicitude du gouvernement dans ces derniers temps, dit le ministre dans une lettre adressée aux membres de la commission, le 19 décembre 1861, se place une affection qu'il suffit de nommer pour en faire ressortir la gravité, les caractères propres et les déplorables conséquence; je veux parler du *goître* et du *crétinisme*, dont plusieurs contrées de l'empire sont plus spécialement atteintes. Mon ministère avait depuis longtemps conçu la pensée de chercher un remède au mal, et, dans ce but, il a réuni, en s'adressant aux préfectures, un assez grand nombre de documents.

« De son côté, le ministère de l'intérieur a recueilli, dans le même but, un certain nombre d'observations et de renseignements précieux. Nous avons pensé, mon collègue et moi, qu'il y aurait un grand avantage à livrer le tout à l'examen d'une commission compétente qui réunirait dans un travail d'ensemble le résultat de ces investigations et les propositions qu'elle lui suggérerait.....»

Suivent les dispositions concernant chaque membre nommé de la commission du goître et du crétinisme. La commission s'est déjà

---

distingués la mission d'étudier les causes du goître et du crétinisme dans les diverses contrées de l'Europe. Ces endémies existent dans les montagnes de la Saxe et sur les rives du Neckar, en Wurtemberg.

réunie un grand nombre de fois sous la présidence de M. le D' Rayer, et sa session de l'année 1862 a été utilement remplie par l'étude d'un programme d'enquête statistique, étiologique et prophylactique sur les endémies du goître et du crétinisme (1).

En attendant que la science ait, suivant l'expression consacrée, dit son dernier mot relativement à la cause prochaine dn goître et du crétinisme, les opinions médicales semblent obéir à deux courants distincts.

Parmi les médecins, les uns indécis et n'ayant pas de la pathogénie de ces affections une idée précise, suspendent leurs jugements et s'en remettent aux chances de l'avenir; les autres, habitant au milieu des populations ravagées par l'endémie, demandent qu'on se mette à l'œuvre sans plus attendre.

Ces deux points de vue ne sont pas aussi contradictoires qu'il semblerait au premier aspect; si l'administration est en droit d'attendre un plus ample informé, la recherche individuelle, celle qui s'accomplit en dehors des enquêtes officielles, n'en doit pas moins poursuivre son but.

C'est cette expérience toute personnelle, qui s'appuie sur nos investigations et sur les travaux de nos devanciers, que nous venons mettre au service de cette grave question.

§ II. — Examinons d'abord ce qu'il faut entendre par goître et par crétinisme; nous verrons ensuite si l'habitude d'associer ces deux éléments pathologiques ne serait pas l'indice d'une communauté d'origine pour les affections que ces deux termes nous rappellent.

Le goître est un accroissement anormal, une hypertrophie de la glande thyroïde, qui, dans quelques circonstances, peut se produire d'une manière aiguë, mais qui le plus souvent se développe d'une façon lente, insidieuse, et influe à la longue sur la constitution des individus, au point d'amener parfois un état de cachexie générale.

---

(1) Je crois devoir prévenir les lecteurs que ce que je vais avoir à dire sur la question du goître et du crétinisme n'engage que ma responsabilité personnelle Ce n'est pas comme membre de la commission chargée de cette étude que je parle, mais comme un médecin qui s'est depuis longtemps occupé de l'hygiène et de la prophylaxie des goîtreux et des crétins.

Les circonstances dans lesquelles le goître se produit d'une manière aiguë, et pour ainsi dire épidémique, se rapportent presque toutes à des influences atmosphériques de la nature de celles qui sévissent dans les contrées froides et humides, dans les vallées profondes et dans certaines saisons de l'année. On voit alors les personnes affectées de goître éprouver une augmentation dans leur tumeur. Celles qui, étrangères au pays, ne sont pas encore acclimatées, ressentent particulièrement l'atteinte du mal, et le goître, dans ces cas, peut se développer avec cette simultanéité et cette promptitude que l'on observe dans la marche de certaines épidémies.

Un bataillon qui avait été envoyé de Nancy pour tenir garnison à Bitche éprouva bientôt les inconvénients d'un changement de milieu dans une saison de l'année où les transitions du chaud au froid sont fréquentes. On était au mois de septembre 182..... Le fort dans lequel les soldats devaient tenir garnison se trouvait dans un pays froid, humide et couvert de forêts. L'influence des brouillards d'automne fut fatale aux soldats et aux officiers. L'épidémie atteignit une telle proportion qu'il fallut renvoyer le bataillon à Nancy. Pareille affection s'est déclarée dans la garnison de Clermont (Auvergne), il y a bientôt deux ans, et dans d'autres contrées de la France.

On peut à la rigueur désigner l'hypertrophie du goître qui se développe dans des occurrences pareilles sous le nom de *thyroïdite*, qui indique la nature aiguë de la maladie. La promptitude avec laquelle se guérissent ces sortes de goîtres, soit par le changement de pays, soit par l'emploi d'agents thérapeutiques spéciaux, tels que les sels iodurés, indique assez que l'affection n'a rien de chronique, et que la constitution des individus n'est pas atteinte de manière à compromettre leur santé générale. On cite de nombreux exemples de personnes qui, ayant quitté une contrée où le goître n'est pas connu, pour venir en habiter une autre où cette affection est endémique, ont été prises tout à coup d'hypertrophie de la glande thyroïde. Le simple retour dans le pays natal suffit ordinairement pour faire disparaître cette infirmité.

Le goître dont nous avons à nous occuper est celui qui existe à l'état endémique, dans beaucoup de contrées du monde et dans 33 de nos départements. Il se développe le plus ordinairement, je l'ai dit, d'une manière lente et insidieuse, et les individus qui en souffrent ne sont pas longtemps sans éprouver une altération plus ou moins profonde dans leur constitution. On a donné le nom de *cachexie goîtreuse* à l'ensemble des symptômes qui dans l'ordre intellectuel se révèlent par la torpeur et l'engourdissement des facultés, et dans l'ordre physiologique par des troubles dans l'hématose et par une vieillesse anticipée. Les femmes sont plus exposées que les hommes à contracter le goître, et les ravages exercés par l'endémie se font particulièrement remarquer dans la classe malheureuse. Dans certaines régions, le goître sévit d'une manière endémique; dans d'autres contrées, on ne le rencontre qu'à l'état sporadique.

Le goître, en se développant, ne produit pas de fièvre; car on ne saurait désigner ainsi le malaise plus ou moins général dont se plaignent quelques individus.

Cependant il n'est pas sans intérêt d'indiquer les différentes manifestations du mal, ses phases de développement.

Goître hyperémique ou diffus. Quand le goître est d'origine récente, toutes les parties vasculaires des régions intérieures et latérales du cou participent au développement de la glande thyroïde. C'est, si je ne me trompe, le D\u02b3 Savoyen qui a le premier insisté sur ce point. «Le tissu cellulaire, dit ce médecin, participe de cette turgescence; le cou paraît gros, large, ample, sans offrir aucune tumeur bien dessinée; cette grosseur générale du cou est molle au toucher; elle est comme spongieuse, élastique. Le palper le plus délicat ne rencontre ni lobe, ni lobule bien distinct; tout est compromis au même degré dans cette intumescence; tout le tissu de la glande thyroïde est confondu lui-même dans cette masse injectée; les veines sous-cutanés sont pleines, saillantes, sans que la peau change de couleur» (1).

Le D\u02b3 Savoyen a donné le nom de goître hyperémique à cette tuméfaction plus ou moins caractéristique à laquelle sont pareille-

---

(1) *Nouvelles études philosophiques sur la dégénération physique et morale de l'homme*, par le D\u02b3 Savoyen, inspecteur des eaux de Salins, 1854. Mon *Traité des dégénérescences intellectuelles, physiques et morales, dans l'espèce humaine*, a paru quelque temps après. Je ne connaissais pas alors l'ouvrage de M. le D\u02b3 Savoyen. Nous nous sommes presque rencontrés dans le même titre, et je dois ajouter que je partage la plupart des idées de ce médecin, dont le travail n'est pas assez connu.

ment sujets quelques enfants nouveau-nés, plusieurs femmes pendant la grossesse, les filles dont la menstruation est difficicile. Les individus qui viennent pour la première fois habiter un pays infecté sont particulièrement exposés à ce genre de tuméfaction, que dans les contrées à goitre on connait sous les noms de *gros cou*, de *cou gras*. Je serais presque tenté de désigner cet état de turgescence, d'hyperémie de la glande thyroïdienne, sous le nom de *goitre diffus*.

Rarement les individus porteurs de ces sortes de goitres ont-ils recours aux soins de la médecine. Dans les pays où l'affection est endémique, la turgescence commençante de la glande et de ses parties environnantes passe pour ainsi dire inaperçue. D'ailleurs la souffrance est nulle ou peu accusée; l'œil est vif et brillant, parfois proéminent; la face est colorée; les individus ont toutes les apparences d'une santé parfaite.

Mais, si les symptômes de la période initiale sont peu alarmants aux yeux du vulgaire, il n'en est pas ainsi pour le médecin qui a fait une étude sérieuse des modifications qu'éprouve la santé des personnes ainsi affectées. Elles ont généralement la respiration embarrassée, rauque et stridente; les marches forcées deviennent pénibles, difficiles, et la course est parfois impossible. L'ascension des lieux abruptes s'accompagne d'une dyspnée qui rappelle celle des asthmatiques. A la longue, la gêne de la circulation s'annonce par des symptômes plus significatifs, et les malades finissent par se plaindre de gêne et de pesanteur dans la tête; quelques-uns ont des bourdonnements d'oreille; ils deviennent lourds, apathiques; leurs sens n'ont plus la même perfection. Tout cela est important à noter au point de vue de la singulière influence que le goitre exerce non-seulement sur la constitution physique, mais sur l'état intellectuel des individus.

C'est à cette période initiale, on le comprend facilement, que les moyens hygiéniques devront être conseillés, et que le traitement par les sels iodurés a une efficacité incontestable. Mais, après un temps variable selon l'âge, le sexe des individus. selon les moyens hygiéniques dont ils peuvent disposer, le mal suit une marche ascensionnelle, et le goitre se présente sous une forme tellement caractéristique, que le traitement offre peu de chances de succès.

Goître anémique ou dégénéré. Un des premiers symptômes de la *diathèse goîtreuse,* si je puis déjà m'exprimer ainsi, est l'amaigrissement des individus. La peau prend une couleur terreuse, la figure perd sa fraîcheur et se sillonne de rides. Alors aussi la tumeur du corps thyroïde est plus évidente. Isolée et détachée des tissus environnants, cette glande est comme ramassée dans son propre tissu, présentant une, deux ou trois saillies nettement arrondies, globuleuses, quelquefois toutes réunies en une seule boule énorme, quelquefois séparées entre elles par des espaces bien distincts, mais offrant toujours au toucher la sensation d'une masse charnue, dure, résistante et quelque peu mobile, sillonnée par des rides. Quelques veines sous-cutanées serpentent au devant de ces sphères informes. On ne voit pas la dilatation des vaisseaux cervicaux aussi prononcée que dans l'autre espèce d'engorgement thyroïdien; et si quelquefois on aperçoit mieux ces mêmes vaisseaux, ce n'est pas parce qu'ils sont extrêmement dilatés, mais c'est parce qu'ils sont rendus plus saillants par l'amaigrissement des parties environnantes du corps thyroïde, amaigrissement qui est accompagné de celui du reste du corps. (Savoyen, ouvr. cité, p. 121.)

Tel est le goître que le Dr Savoyen désigne sous le nom de *goître anémique,* mais qui est déjà, on le voit, une dégénérescence des parties constitutives de la glande thyroïde, d'où le nom de *goître dégénéré* qui peut lui être donné. Il est inutile d'insister sur l'incurabilité de la glande thyroïdienne ainsi hypertrophiée, et alors surtout qu'il existe des indurations et des altérations de tissu, et souvent aussi un état cachectique général, indice de la progression du mal. Le rôle du médecin consiste, dans ce cas, à améliorer ou soulager, quand faire se peut, la position des individus, mais surtout à recommander aux parents affectés de goître de surveiller d'une manière particulière l'hygiène physique et morale de leurs enfants. Pareille recommandation serait ou moins superflue si les médecins qui vivent au milieu des populations contaminées ne s'étaient pas depuis longtemps rendu compte des rapports intimes qui existent entre la *cachexie goîtreuse* des parents et l'état de dégénérescence des descendants connue sous le nom de *crétinisme.*

Nous abordons là une question d'une importance extrême, question qui domine le traitement, l'hygiène et la prophylaxie du goître et du crétinisme. Mais, avant d'établir la filiation pathogénique du crétinisme, voyons ce qu'il faut entendre par cette dernière affection.

§ III. — « Le crétinisme est une dégénération de l'espèce humaine qui se manifeste dans certaines parties du globe, qui est caractérisée par un degré plus ou moins grand d'idiotisme associé à un *habitus* du corps vicié » (1).

Cette définition indique la véritable nature du crétinisme. Le crétin est un être dégradé, ou, si l'on aime mieux, dégénéré. Il est frappé dans son évolution intellectuelle ; c'est une espèce d'idiot. Il est arrêté dans son développement physique ; c'est un être anormal, *monstrueux*.

Le crétin se reconnaît à des caractères qui permettent de ne pas le confondre avec aucun individu dégénéré appartenant à une autre variété maladive dans l'espèce.

Sa taille est généralement au-dessous de la moyenne ; ses membres sont grêles, disproportionnés, et leur peu de vigueur est non-seulement en rapport avec l'absence d'activité cérébro-spinale, mais avec un état œdémateux sous-cutané. Il a le thorax étroit, la tête grosse et difforme ; les cheveux rudes, hérissés, le ventre tombant ; la peau est sale et rugueuse, blafarde et comme infiltrée. Sa marche est vacillante.

Le front est déprimé et rétréci ; le nez est généralement écrasé et élargi vers les ailes. Les yeux du crétin sont chassieux et recouverts par des paupières flasques. La laideur de la face sillonnée par d'énormes rides est encore augmentée par la protubérance exagérée des arcades zygomatiques. La bouche est d'une grandeur démesurée, les lèvres sont grosses et tuméfiées, et dans les cas de dégradation extrême, la langue est pendante et la salive s'en écoule. Les dents sont mal implantées ; et il est telle variété de

---

(1) Commission sarde. Cette définition ne préjugeait pas la cause du crétinisme. Il était donc inutile d'ajouter que cette dégénérescence doit sa production à des causes tellement étendues qu'une grande partie des individus indigènes s'en ressentent plus ou moins dans la beauté de leurs formes et dans le développement de l'intelligence et du corps. Dès que le crétinisme n'est autre chose qu'une dégénérescence, il faut en chercher les causes dans les influences morbides qui altèrent la constitution des parents.

crétin qui n'a pas de seconde dentition. Les organes de la génération participent dans quelques cas de cet arrêt général de développement ; on les trouve parfois atrophiés et petits comme chez
les enfants. Le goitre n'est pas le complément indispensable des
infirmités qui rendent la vue d'un crétin si repoussante. Dans beaucoup de cas, la glande thyroïdienne est comme atrophiée.

L'exposé de ces caractères généraux suffit pour faire voir que
le crétin appartient à une race maladive ou dégénérée, et partant,
il faut en rechercher la cause dans les influences morbides qui ont
altéré la constitution des ascendants. Les anomalies des facultés
intellectuelles, chez le crétin, les perversions de ses instincts, et
certains désordres des fonctions physiologiques sont aussi caracté-
risés que les difformités générales du squelette. Mais l'idée de
race maladive entraîne nécessairement celle de *variétés dans la
race*. Ces variétés sont donc susceptibles d'être classées, et pour
le crétinisme, une classification si imparfaite qu'elle soit est indispensable. Tous les crétins ne sont pas atteints de cet état extrême
de dégradation dont j'ai décrit les principaux caractères. Il en est
qui peuvent propager leur espèce ; il en est qui sont voués à une
stérilité absolue. Si l'intelligence des uns est tellement obtuse qu'on
peut les considérer comme de véritables idiots, il en est qui sont
encore capables de remplir certaines fonctions et qui ne manquent
pas de certaines aptitudes. Cela s'observe pour toutes les variétés
dégénérées dans l'espèce humaine.

Ces nuances s'expliquent. L'influence dégénératrice de certaines
causes secondaires, telles que la mauvaise nourriture, l'intempé-
rance, les variations de l'atmosphère, la mauvaise qualité des eaux,
les conditions malsaines de logement, etc., ne s'exercent pas en
tous lieux avec la même intensité. Il en résulte que les parents ne
transmettent pas à un égal degré à leurs descendants les éléments
de la dégénérescence crétineuse. C'est pour n'avoir pas tenu
compte de tous ces faits que des auteurs ont vu à tort dans le crétinisme l'exagération du rachitisme et de la scrofule. Sans doute
il est nombre de crétins rachitiques, scrofuleux, lymphatiques au
delà de toute expression et soumis aux conséquences morbides de
ces sortes de tempéraments, tels que les engorgements des glandes,
les hernies, la surdité, mais ce ne sont pas là les caractères ab-
solus de leur état dégénératif. La déchéance intellectuelle plus ou

moins prononcée des crétins établira toujours une ligne de démarcation entre eux et les rachitiques et les scrofuleux. Et même dans ses formes les moins accentuées, le crétinisme se révélera par une *expression typique* dont il sera impossible de méconnaître la véritable origine.

On a appelé aussi le crétinisme l'idiotie des Alpes (Esquirol), l'*idiotisme endémique* (*idiotia endemica*, Stahl). Ces désignations ont un côté de vérité relative incontestable. Cependant le crétinisme n'est pas absolument confiné dans les profondes vallées des Alpes, des Pyrénées, des Cordillères. On rencontre cette dégénérescence avec tous les caractères qui lui sont propres dans une foule de pays de plaine ouverts à tous les vents. Les terrains alluvionnaires que l'on trouve dans le voisinage de certains fleuves ou rivières, le Rhône, le Rhin, le Danube, la Meurthe, la Seine, etc., semblent particulièrement favorables au développement du goître: et partout où l'on trouve des goîtreux on rencontre des crétins. Sans doute le nombre de ces derniers n'est pas aussi considérable que dans quelques vallées des Alpes ou des Pyrénées. L'état dégénératif crétineux ne s'y présente peut-être pas avec l'ensemble des caractères hideux ci-dessus mentionnés ; mais la question étiologique et pathogénique du crétinisme n'est pas une question de nombre et de degré plus ou moins avancé, plus ou moins complet de dégénérescence. Il suffit que le goître existe d'une manière endémique dans un pays pour que la population présente immédiatement quelques-uns des traits caractéristiques du crétinisme.

Nous avons posé en principe que la dégénérescence des individus suppose toujours un élément morbide qui aurait altéré la constitution des ascendants. Pour ne pas tenir plus longtemps en suspens l'esprit du lecteur, je dirai que cet élément morbide primitif, qui produit le crétinisme par voie de génération, n'est autre que la cachexie goîtreuse des parents. Il existerait donc un rapport intime entre la production du goître et la manifestion ultérieure du crétinisme. Je n'hésite pas, pour ma part, à me prononcer pour l'affirmative.

Comment prouver une telle assertion ? De deux manières : 1° par l'observation des phénomènes pathologiques, 2° par l'étude des fonctions physiologiques du corps thyroïde. Malheureusement, dans l'état actuel de la science, on ne peut s'appuyer directement

sur la connaissance des fonctions de cet organe; c'est là une question de physiologie réservée (1). Mais la masse des autorités médicales qui affirment les rapports pathogéniques qui existent entre
le goître et le crétinisme est tellement imposante que les objections
ne sauraient infirmer la valeur des observations nombreuses qui
ont été faites depuis un demi-siècle dans les contrées où le goître
est endémique.

« Le crétinisme et ses diverses nuances, dit Fédoré, sont toujours un héritage du père ou de la mère, c'est-à-dire que ces dé-
rangements supposent déjà une maladie dans les parents ou du
moins un *goître volumineux.*

« Nous disons le *goître*, ajoute Fodéré, parce que nous observons
que les parents qui en ont eu un un peu volumineux ont toujours
le malheur d'avoir des enfants dans quelque degré du crétinisme, et
qu'il y a des goitreux avant les crétins; qu'il est vraisemblable aussi
qu'un goître très-volumineux et très-étendu en largeur a donné
pour la première fois naissance au *vice d'organisation qui fait le
crétinisme,* lequel, allant toujours en empirant, produit, dans la
suite des générations, le premier crétin parfait qui a existé, et
dont la race s'est propagée jusqu'à nous par une suite de cette lé-
gèreté avec laquelle l'ordre civil a jusqu'ici traité l'union des deux
sexes » (2).

M. le Dr Bouquet, le traducteur du *Traité de la maladie scrofu-
leuse,* par Hufeland, s'exprime ainsi qu'il suit : « Quant au crétinisme, il n'est guère possible de douter de son identité avec le
goître quand on considère : 1° que les goitreux donnent habituellement naissance à des crétins; 2° que le crétinisme est très-souvent
précédé ou annoncé par le goître ; 3° que presque tous les crétins

---

(1) Consulter, dans le traité de physiologie de M. Longet, le chapitre *Corps thyroïde et ses fonctions.* M. Maignien a émis une théorie qui établit des rapports entre le corps thyroïde et le développement, ainsi que les fonctions de l'en-
céphale. Pour MM. Hewson et Tiedemann, le corps thyroïde, organe sécréteur, con-
court à l'assimilation générale par la voie de la respiration. MM. Savoyen et Fabre
acceptent cette théorie. L'acte respiratoire recevant le premier contre-coup de la
perturbation amenée par l'hypertrophie de la glande thyroïde, la sanguinification
devient plus difficile et l'assimilation plus incomplète. C'est là ce qui est prouvé par
l'amaigrissement ou la disparition du tissu adipeux chez tous ceux qui sont atteints
de goître invétéré.

(2) Fodéré, *Traité du goître et du crétinisme,* p. 136.

sont goitreux; 4° que ces malades sont endémiques dans le même lieu » (1).

M. le Dr Guyon dit : « Nous apprîmes que le crétin n'était pas rare dans ces montagnes, non plus que le goitre, deux affections qui du reste se rencontrent presque toujours dans les mêmes lieux. La dernière n'est, dans mon opinion, que le premier degré d'un mal dont l'autre est, si je puis m'exprimer ainsi, l'exagération, de sorte que, dans mon opinion aussi, on peut *a priori* assurer qu'il y a des goitreux partout où il y a des crétins » (2).

« Si une famille saine, dit Mgr Billiet, va se fixer dans un lieu infecté, les enfants nés antérieurement ne contractent pas le crétinisme, parce qu'il est congénital; mais, dès le jour de leur arrivée, ils sont sujets à contracter le goitre comme tous les indigènes, et ceux qui naîtront ensuite seront sujets au goitre et au crétinisme, comme ceux de familles qui ont toujours habité le pays. Le goitre et le crétinisme sont très-ordinairement associés; ces deux maladies sévissent dans les mêmes vallées, dans les mêmes familles. »

L'éminent prélat résumait ainsi cette doctrine dans une lettre qu'il m'écrivait dernièrement : *On devient goitreux, on naît crétin.*

MM. les Drs Niepce et Fabre, auteurs de deux traités très-estimés sur le crétinisme, et qui ont pendant longues années étudié cette affection dans les contrées alpines, c'est-à-dire dans son milieu d'élection, professent des opinions pareilles à celles qui viennent d'être énoncées. Le titre seul de l'ouvrage de M. Favre : *Traité du goitre et du crétinisme et des rapports qui existent entre ces deux affections*, indique suffisamment la nature des tendances de ce médecin; il s'exprime du reste d'une manière catégorique en disant que *le goitre est le père du crétinisme.*

M. le Dr Niepce n'est pas moins affirmatif : « Je considère, dit-il, le goitre comme le premier degré de la dégénérescence de l'organisme, et dont le crétisme est le dernier degré » (3).

Dans une note envoyée à l'Institut en 1860, et qui avait pour objet d'établir une classification du crétinisme, je tenais à porter

---

(1) *Gazette médicale de Paris*, p. 805; décembre 1811.

(2) *Observ. sur le goitre et le crétinisme*, par Mgr Billiet, archevêque de Chambéry; 1847.

(3) *Traité du goitre et du crétinisme*, t. 1, p. 62; Paris, 1851.

l'attention de ce corps savant sur les rapports qui existent entre ces deux affections, rapports tellement intimes que dans les pays où le goître est endémique ou rencontre des goîtreux qui ne sont pas encore, il s'en faut, considérés comme des crétins complets, mais chez lesquels se manifeste déjà une espèce de torpeur intellectuelle qui les a fait désigner dans quelques contrées sous le nom de *pesants*. Ils portent dans toute leur constitution l'empreinte de cette débilité que j'ai désignée sous le nom de *cachexie goîtreuse*. Voici du reste comment je m'exprimais : «Tous les pays qui renferment des crétins possèdent des goîtreux; on ne pourrait alléguer aucun exemple à l'encontre de ce fait. L'observation attentive des faits prouve que le goître est la *première étape du crétinisme*. Dans les contrées où le goître est endémique, on peut déjà distinguer sur la figure des individus les *premiers linéaments du crétinisme :* lèvres plus grosses, nez largement épaté, arcades zygomatiques plus saillantes, marche allourdie, torpeur plus grande de l'intelligence. Il y a dans ces milieux prédominance du tempérament lymphatique; il n'est pas rare d'y rencontrer des individus affligés de hernies, de surdité, etc.....» En un mot, je cherchais à établir les relations qui existent entre le goître et le crétinisme, relations tellement intimes que l'on découvre déjà sur la figure des individus les premiers linéaments d'une *affection* qui, chez les descendants, se présentera sous la forme de la plus hideuse dégénérence qu'il soit possible d'observer.

Cette manière de considérer l'évolution du crétinisme n'est pas une simple notion spéculative : si le crétinisme est l'évolution à travers les générations d'un élément morbide dont les ascendants portaient le germe en eux et qui avait altéré leur constitution, il est de toute évidence que ce n'est pas contre le crétinisme qu'il faudra diriger les moyens de traitement, mais contre le mal dont le crétinisme est le terme ultime.

Ce mal, c'est le goître ; non pas que les termes *goître* et *crétinisme* soient synonymes, car on peut être goîtreux sans être crétin, mais il y a entre ces deux états un lien de parenté qui nous fixe irrévocablement sur la direction à imprimer aux recherches étiologiques et aux applications thérapeutiques.

Je sais que tous les médecins ne sont pas d'accord et que l'on peut invoquer des autorités fort respectables à l'encontre de cette opinion.

« La fréquence du crétinisme, dit le rapporteur de la commission sarde, n'est point en relation avec la fréquence du goitre, puisque les goitreux ne sont pas toujours crétins, ni les crétins toujours goitreux » (1).

« Le goitre, dit M. Ferrus, quoique lié d'une manière plus intime au crétinisme que les scrofules et le rachitisme, s'en distingue néanmoins par des traits qu'il est essentiel de faire connaître comme diagnostic différentiel, puisque le goitre se trouve souvent associé à une santé parfaite et à une portée d'esprit remarquable..... En Piémont, en Savoie, en Lombardie, dans une foule d'autres localités, se rencontrent des hommes affectés de goitre et qui possèdent les plus rares talents » (2).

Le goitre et le crétinisme sont des états morbides *essentiellement distincts, indépendants.* Dans un grand nombre de localités, où le goitre est extrêmement fréquent depuis une époque très-reculée, on n'observe néanmoins pas de crétinisme, même là où l'hypertrophie thyroïdienne arrive à ses limites extrêmes (3).

Je crois avoir déjà répondu à la plupart de ces objections; mais un résumé rapide de mes idées sur la genèse des dégénérescences dans l'espèce humaine y répondra mieux encore (4).

§ IV. — J'ai suffisamment établi, dans mon *Traité de dégénérescence,* que la formation des variétés maladives dans l'espèce n'était pas le produit de certaines causes fortuites, accidentelles, semblables à celles qui peuvent donner naissance à quelques monstruosités.

Pour amener la formation d'une monstruosité dans une espèce animale, il suffit, dans quelques circonstances où l'expérimentation est facile, de troubler mécaniquement les conditions de l'existence de l'œuf. Dans l'espèce humaine, la création de diverses monstruo-

---

(1) *Rapport de la commission sarde,* p. 45.
(2) Ferrus, mémoire sur le goitre et le crétinisme.
(3) E. Koeberlé, *Essai sur le crétinisme.*
(4) *Traité des dégénérescences dans l'espèce humaine;* Paris, 1857.

sités s'explique par les coups ou sévices auxquels a été exposée une femme enceinte, par la frayeur ou les émotions morales qu'elle a éprouvées, par les chutes qu'elle a faites et par les autres accidents auxquels elle a été exposée. C'est là au moins ce que l'étude des causes, dans les ouvrages de tératologie, nous apprend de plus positif (1).

La formation des variétés dégénérées dans l'espèce humaine reconnaît d'autres procédés. L'état de dégénérescence des individus où, si l'on préfère, les conditions morbides de leur existence qui en font des êtres typiques ayant des caractères distinctifs, tels que les anomalies de l'ordre intellectuel, physique et moral, ces conditions, dis-je, sont le produit de certaines causes spéciales. Elles se transmettent par voie de génération; elles se commandent et s'enchaînent successivement et très-souvent progressivement.

Étant donnée une première cause morbide chez un ascendant, les états pathologiques, qui se commandent, qui s'enchaînent successivement et progressivement, et qui finalement se transmettent à travers les générations, sont très-prompts à se manifester dans quelques circonstances, et plus lents à se produire dans quelques autres.

C'est parfois à la première génération que, d'une mère hystérique, d'un père épileptique, naît un enfant aliéné ou même idiot; c'est souvent aussi à la première génération que des parents goitreux donnent naissance à des crétins (2). Mais c'est plutôt à la deuxième ou troisième génération que la dégénérescence est com-

---

(1) Consulter l'ouvrage de Geoffroy Saint-Hilaire, *Histoire générale et particulière des anomalies de l'organisation chez l'homme et les animaux ; des monstruosités, des variétés et vices de conformation* ou *Traité de tératologie.*

(2) Dans quelques circonstances exceptionnelles, les causes générales qui sévissent dans un pays où le crétinisme est endémique sont tellement intenses, que le crétinisme apparaît sans aucune transition chez les enfants. On a vu des individus, venus de pays où le goitre et le crétinisme étaient chose inconnue, avoir des enfants crétins dans les pays où cette affection est endémique. L'influence morbide subie par la mère pendant la période de gestation peut seule expliquer un pareil phénomère. J'en ai cité des exemples, et plusieurs auteurs ont vérifié le fait. M. le Dr Cerise, dont personne ne contestera la sagacité et la compétence en pareille matière, m'a dit avoir connu un jeune ménage originaire d'un pays où le goitre et le crétinisme étaient inconnus, qui, étant venu s'établir dans la vallée d'Aoste, eut des enfants crétins.

plète en vertu de la loi d'enchaînement successif et progressif des phénomènes morbides.

Comment se fait-il maintenant que, dans telle contrée où le goitre est endémique, le crétinisme cependant n'y paraisse que sous sa forme sporadique, et que cette dégénérescence y soit si rare, que quelques auteurs ont été amenés à nier les rapports intimes qui existent entre le goitre et le crétinisme?

Cette immunité relative s'explique, je l'ai déjà dit, par une nocuité moins grande des causes secondaires. La constitution des ascendants ne subit pas une altération aussi profonde dans telle contrée que dans telle autre. Les conséquences sont faciles à déduire. Je puis ajouter maintenant que cette immunité s'explique encore par l'antagonisme qu'opposent aux progrès du mal les *alliances régénératrices*.

Dans les contrées désolées par le goitre, et où l'absence d'industrie, de mouvement commercial et de communications, immobilise les malheureuses populations dans les profondeurs d'une vallée malsaine, les mariages consanguins sont fréquents, et ces sortes d'unions ne peuvent améliorer l'état intellectuel, physique et moral des populations.

Les choses se passent autrement dans les pays où le goitre est endémique, il est vrai, mais où l'activité des intérêts humains met en jeu une foule d'éléments qui s'opposent à la propagation du mal. La famille, n'étant plus obligée de s'immobiliser dans le même lieu, trouve de plus fréquentes occasions de s'allier à des familles étrangères. Il en résulte que les mariages, ne se faisant pas dans des conditions de parenté rapprochée, méritent la dénomination d'*alliances régénératrices* (1).

---

(1) On m'a plus d'une fois objecté que, si l'évolution successive et progressive de tel ou tel élément morbide, chez un ascendant, avait toujours lieu d'une manière fatale, il n'y aurait plus moyen de limiter l'action des causes dégénératrices, et que l'on arriverait ainsi à une dégénérescence universelle. A-t-on voulu dire que l'hérédité des maladies n'était pas *chose fatale?* Je l'accorde volontiers, et j'ai proclamé maintes fois cet axiome consolant. Lorsque j'ai exposé la loi génésiaque des dégénérescences dans l'espèce, je me suis efforcé de démontrer que l'élément morbide dont un ascendant portait le germe ne se développait d'une manière *fatalement progressive* qu'à une seule condition, celle de trouver un terrain propice à son développement. Or quoi de plus propre à développer cette progression fatale que des alliances où, de part et d'autre, des éléments morbides

Il n'y a donc rien d'étonnant à ce que, dans tel pays où le goître est endémique, on ne rencontre tout au plus le crétinisme qu'à l'état sporadique. Mais peut-on en inférer que la santé générale des habitants ne laisse rien à désirer, et que déjà on ne découvre pas dans l'aspect des habitants, dans l'ensemble de leur constitution, quelques-unes de ces manifestations morbides que j'ai appelées les *premiers linéaments du crétinisme?* Ceux mêmes qui n'admettent pas, entre le goître et le crétinisme, les rapports de causalité que nous cherchons à faire prévaloir, n'ont pu méconnaître que ces deux affections ont entre elles des relations incontestables.

«Quelle que soit la distance, dit M. Ferrus, que cette condition majeure (la conservation de l'intelligence) mette entre le goître et le crétinisme, il est convenable de se demander si toutes les fois que la première affection existe, il y a sinon commencement de crétinisme, du moins tendance à cette affection..... Les goîtreux, ajoute ce sagace observateur, les goîtreux, dans les localités *endémiques crétineuses,* sont disposés pour ainsi dire au crétinisme, comme les tempéraments sanguins le sont aux phlegmasies, et les constitutions appauvries aux scrofules.» (Ferrus, *Mémoire sur le goître et le crétinisme.*)

Bien que nous devions nous borner à des considérations générales, qu'on nous permette une courte excursion dans le domaine des faits. Le département de la Seine-Inférieure va nous fournir un exemple confirmatif des propositions que j'ai émises.

Avant de verser ses eaux dans la mer, la Seine nous offre le spectacle des méandres les plus capricieux. Le fleuve se replie continuellement sur lui-même, et dans ses nombreux circuits il enserre des vallées riches et plantureuses. Ce sont de véritables presqu'îles dont la richesse de végétation est proverbiale. Dans beaucoup de points, cependant, le sol est sablonneux et formé par des cailloux roulés. Les géologues supposent, avec raison, que le fleuve

---

d'une nature déterminée agissent dans la simultanéité de leur action. Au contraire, un élément morbide dont un ascendant porte le germe a chance d'être neutralisé dans ses *effets* par une alliance de bonne nature. Il s'établit alors une espèce de lutte entre le bien et le mal, une sorte d'*oscillation* qui tend à ramener les produits nés de pareilles alliances régénératrices à un type meilleur; c'est là le point de départ de la régénération de l'espèce.

a souvent changé de lit, Parmi ces presqu'îles, il en est une remarquable entre toutes, c'est la presqu'île de Tourville ; je ne puis
pas mieux la comparer qu'à une immense amphore, dont Elbeuf,
ville manufacturière des plus importantes, occupe le fond, et Tourville, l'extrémité la plus resserrée ou le goulot.

Mais ce que la presqu'île de Tourville nous offre de plus inté-
ressant, au point de vue de nos études médicales, c'est que le
goitre y est endémique. Un premier relevé statistique, fait en 1852
par M. le Dr Vingtrinier, ne comprenait que les individus porteurs
de goitres considérables. Il en signalait plus de 300 pour une population restreinte (1).

Des recherches ultérieures m'ont prouvé, et M. le Dr Vingtrinier
est en convenu lui-même, que ce chiffre était bien au-dessous de
la réalité. Cet honorable praticien n'avait pas tenu compte des goitres chez les enfants, et beaucoup de ces goitres, que j'ai appelés
goitres hyperémiques ou *diffus,* étaient passés inaperçus.

Je ne m'arrêterai pas en ce moment à l'étiologie du goitre dans
la presqu'île de Tourville. Ce n'est que dans la seconde partie de
ce travail que j'aurai à m'occuper des causes de cette endémie.
Mais je tiens essentiellement à constater que, si le crétinisme n'est
pas endémique dans la presqu'île, on en rencontre cependant des
cas remarquables. Dans une seule commune, à Cléon, dit M. Vingtrinier, nous avons trouvé, dans une pauvre famille, six enfants,
dont quatre sont goitreux et crétins, et deux autres très-peu intel-
ligents. La mère est goitreuse, et le père est mort depuis plusieurs
années. Dans le même endroit, j'ai vu un malheureux arrivé à ce
degré extrême de dégénérescence crétineuse, dont on ne trouve
guère d'exemple que dans les profondes vallées des Alpes. La
difformité du squelette est telle, que ce crétin ne peut se tenir
debout. Il ne quitte pas son grabat. L'absence d'intelligence est
complète, et la dépravation des instincts portée à ses dernières
limites. J'ai pu vérifier que les habitants de cette commune, sans
exception, portaient l'empreinte de la cachexie goitreuse. Les
femmes y sont vieilles, ridées et décrépites avant l'âge. L'élément
scrofuleux et lymphatique prédomine, et le niveau intellectuel

---

(1) *Du Goitre endémique dans la Seine-Inférieure et de l'étiologie de
cette maladie,* par M. le Dr Vingtrinier ; Rouen, 1854.

des habitants est certainement au-dessous de la moyenne de celui des villageois d'autres localités de la Seine-Inférieure. J'ai pu faire les mêmes observations à Saint-Aubin, Caudebec, Freneuse, Criquebeuf. Dans cette dernière localité surtout, j'ai constaté des goîtres nombreux, et diverses variétés de crétinisme avec microcéphalie, dont j'ai montré les spécimens en plâtre à la commission du goître et du crétinisme. L'état cachectique des enfants est frappant dans la plupart de ces localités. Dans une seule commune, à Orival (1900 habitants), j'ai constaté, avec l'instituteur, plus de 60 goîtres, dont les trois cinquièmes existaient chez les enfants qui fréquentaient l'école. «En général, dit M. Vingtrinier, dans cette partie de la Seine, le teint du visage, surtout chez les femmes, n'a pas cette fraîcheur qu'on remarque en Normandie. »

Si le crétinisme n'est pas endémique dans la presqu'île de Tourville, on n'est cependant pas en droit de conclure que la santé générale des habitants y soit florissante. Il ressort, au contraire, de la courte description que j'ai faite, que la cachexie goitreuse des parents se traduit, dans plus d'une circonstance, par la débilité intellectuelle des descendants, quelquefois même par un véritable crétinisme. Sans doute, cette dégénérescence ne s'y rencontre pas avec l'ensemble des caractères hideux qui la constituent dans d'autres localités, mais à quoi attribuer ce fait, si ce n'est à la bénignité plus grande des causes secondaires, à cette activité sociale dont j'ai parlé, et qui fait antagonisme au développement de la dégénérescence dans l'espèce.

Dans cette étroite langue de terre resserrée entre les deux grands bras du fleuve, et dont le fond est environné par des collines élevées, se déploie une activité sans égale. Les habitants des pays voisins y sont continuellement attirés par les exigences d'une industrie qui compte ses produits par millions. Les ouvriers sont bien payés, ils se nourrissent généralement bien (1), et la population n'est pas immobilisée comme dans d'autres contrées. En un mot, on ne pourrait y signaler la prédominance d'aucune de ces causes secondaires, dont la commission sarde a dû tenir un compte

---

(1) La boisson générale est le cidre ; malheureusement on boit à Elbeuf et dans les communes environnantes plus d'eau-de-vie encore que de cidre.

rigoureux, telles que la misère, les habitations insalubres, les conditions vicieuses de l'air dans les vallées profondes.

Il était nécessaire, avant d'aborder la question du traitement, d'établir sur une base solide la pathologie et la pathogénie du goître et du crétinisme.

Ces données fondamentales peuvent se résumer ainsi :

Toutes les causes qui produisent le goître endémique sont de nature à favoriser le développement du crétinisme par voie de dégénération. *On devient goîtreux, mais on naît crétin.*

Tous les moyens hygiéniques et prophylactiques dont nous pouvons disposer pour combattre la propagation du goître serviront par là même à limiter la genèse du crétinisme.

II

§ V. — *Étiologie du goître ; historique des théories et des opinions.*

Abordons maintenant, sans autre préambule, l'étiologie de
cette affection. Les recherches un peu sérieuses sur les causes du
goître remontent à cinquante ans à peine, mais nous pouvons
dire d'avance qu'il n'est aucune affection dont la cause ait autant
exercé la sagacité des savants. La composition des eaux potables,
la nature des terrains, les conditions atmosphériques, climatériques et hygiéniques dans les contrées où règne cette endémie,
ont fourni tour à tour aux auteurs les arguments dont ils ont,
avec plus ou moins de succès, étayé leurs théories. Cette partie
de nos études ne saurait échapper au contrôle des investigations
historiques. C'est en suivant pas à pas l'évolution des recherches
étiologiques que nous parviendrons à nous rendre un compte
fidèle de l'état actuel de nos connaissances. Si les enseignements
du passé n'ajoutent rien à ce que nous savons sur les causes prochaines des endémies qui nous occupent, nous éviterons au moins
de parcourir de nouveau le cercle des croyances stériles. Nos con-
victions étant mieux arrêtées et sur le mode d'action de certaines causes tour à tour alléguées, tour à tour combattues, et sur
les rapports qui existent entre le goître et le crétinisme, nous
marcherons d'un pas plus sûr dans la voie qui nous reste à parcourir et qui est à peine ébauchée ; je veux parler de l'application
de tous les moyens prophylactiques et hygiéniques destinés à prévenir ou à combattre une des plus tristes dégradations de l'espèce
humaine.

*Opinions des anciens médecins sur l'influence exercée par les eaux
potables.* — Il faut remonter jusqu'au xvie siècle si l'on veut avoir
un aperçu des premières notions émises par les auteurs sur les

causes du goître et du crétinisme. D'après M. le Dr Meyer Ahrens (1), personne avant Pierre Forest (1522), Félix Plater (1836), Sébastien Munster (1614), Josias Simmler (1574), personne n'avait recherché les causes de ces tristes infirmités.

Au temps où vivait Sébastien Munster, auteur d'une cosmographie universelle en 6 volumes (1550), le goître était l'infirmité générale des habitants du Valais, et le crétinisme s'y manifestait sous ses formes les plus hideuses. L'opinion populaire voulait que la mauvaise qualité des eaux potables fût la cause du mal, et les savants qui s'occupèrent les premiers du goître et du crétinisme durent, dès le principe, tenir un compte sérieux d'une opinion soutenue de nos jours encore par des hommes d'une valeur scientifique incontestée. Sans doute à l'époque dont je parle on ne pouvait déterminer quelles étaient les matières nuisibles qui entraient dans la composition des eaux, comme on a essayé de le faire depuis; la chimie n'était pas avancée. Tout ce que l'on savait, c'était que les eaux potables et certaines eaux plutôt que d'autres donnaient le goître. Les croyances populaires ne se manifestent pas de nos jours sous une autre forme. Il y a des eaux qui donnent le goître, il en est qui guérissent cette infirmité (2).

Une fois la question tombée dans le domaine scientique, les objections ne tardèrent pas à surgir ; les savants furent les premiers à les faire naître : « Si les eaux potables donnent le goître, disait Munster, comment se fait-il qu'il est des individus qui ont la maladie et néanmoins ne boivent que du vin ? Il est vrai, ajoute cet auteur, que le goître peut être héréditaire ; mais l'objection, dit-il, n'en existe pas moins. »

Simmler, qui s'inscrit en faveur de l'influence mauvaise exercée par les eaux séléniteuses, dit que l'objection de Munster pèche

---

(1) Journal de Roësch (*Beobachtangen über cretinismus : Remarques sur le crétinisme.*

(2) En Suisse, en Allemagne, en Savoie, on vous indique des fontaines à goître (*kropfquellen*), des fontaines qui guérissent cette affection (*heilquellen*).

M. le Dr Rayer a révélé à la commission un fait assez curieux qu'il tient de M. Rambuteau lui-même. A l'époque où M. Rambuteau était préfet du Simplon, il avait fait venir, à l'usage de sa famille, des eaux de Seltz de Paris. Les filles de M. Rambuteau, qui ne buvaient que ces eaux, furent néanmoins atteintes de goître.

par la base. En effet, l'eau n'est pas prise à l'intérieur seulement comme boisson, elle sert de véhicule à une foule d'aliments, elle entre dans la confection du pain ; elle peut déposer ses principes dans les plantes qu'elle arrose et dont l'homme se nourrit.

Il est à remarquer que la même objection en tous points a été faite à M. Grange, à propos de sa théorie sur l'influence exercée par les eaux magnésiennes. La réponse de ce savant ne diffère pas de celle de Simmler. Les faits les plus précis, dit M. Grange, démontrent que l'influence délétère provient du sol. Elle pénètre dans l'économie par l'eau et par les *aliments qui contiennent incontestablement des sels magnésiens* (1).

Si, à cette époque, la question du goître et du crétinisme était restée circonscrite dans la théorie des eaux potables, elle n'aurait pas eu chance de se développer par des recherches ultérieures ; mais les médecins du xvie et du xviie siècle étaient de leur nature des investigateurs ardents. Ils acceptaient bien en général l'influence délétère des eaux séléniteuses, mais, dans les questions qu'ils se posaient, il était facile d'entrevoir que leur conviction à l'égard de l'influence exercée par les eaux potables n'était pas complète. Ils aspiraient à agrandir l'ordre de leurs recherches. Comment se fait-il, disait Simmler, que dans quelques villages on trouve beaucoup de goîtreux et dans d'autres peu ou point ? Il est bon de faire remarquer qu'il s'agit de localités assez rapprochées les unes des autres et où les différences qui pouvaient exister entre les eaux potables n'étaient peut-être pas bien appréciables. Ici, ajoute cet auteur, vous rencontrez une foule d'infirmes et de boiteux et là aucuns. Dans une autre de ces localités il y a quantité de ces idiots que les indigènes appellent des *gauche* ou *gouchs*. Semblables à des animaux plutôt qu'à des hommes ; ils se vautrent nus au soleil, croupissent dans des étables pendant l'hiver... Il m'a été affirmé, dit encore Simmler, que les sages-femmes reconnaissent les crétins dès la naissance. Dieu soit loué, disent-elles aux mères, votre enfant ne sera pas un *gouch* (2).

Ici nous voyons se formuler pour la première fois l'idée d'hé-

---

(1) *Bulletin de l'Académie de médecine ;* discussion à propos du mémoire de M. Ferrus *sur le goître et le crétinisme.*

(2) Jos. Simmleri, *Valesiœ descriptio.*

rédité; mais ce qui domine surtout dans les écrits des auteurs de
cette époque, c'est le fait de localisation du goître et du crétinisme. Sans doute pour le Valais, qui était devenu le foyer de
l'observation comme il était le foyer principal du mal, on pouvait dire que la généralité des habitants subissait l'influence désastreuse de la cause endémique; mais encore existait-il des
lieux d'élection où le mal sévissait avec plus d'intensité que dans
d'autres. Nous en avons la preuve dans les paroles de Simmler.
Bien mieux, dans ces mêmes localités, l'endémie se spécialisait
d'une manière tellement caractéristique que les étrangers qui ve-
naient s'établir dans le pays étaient inévitablement atteints. « La
plupart des Valaisans, dit Wagner, auteur allemand, successeur
à Simmler, ont le goître, et les étrangers le contractent au bout
de quelques années. »

Tous ces faits étaient de nature à préoccuper vivement l'attention des médecins. Félix Plater a semblé diriger toutes ses investigations vers la nature du crétinisme dont il distingue deux variétés : l'une sporadique, l'autre endémique. Il ne fait aucune
allusion à la nature des eaux. Il voit dans le crétinisme le résultat
de la vicieuse organisation du cerveau. L'hérédité, pour lui,
joue un rôle considérable dans la manifestation du mal. Aussi
est-il bientôt fixé sur la valeur de la thérapeutique à l'égard de
ces sortes d'idiots tombés dans la dernière dégradation et con-
servant à peine les caractères de l'humanité ; autant vaudrait-il
essayer de blanchir un nègre. Telles sont les propres paroles de Plater (1).

Influence de la chaleur, de l'humidité (Haller, Saussure, Fodéré).
— L'opinion que le goître était dû à la mauvaise qualité des eaux
va pour quelque temps céder le pas à d'autres théories. Nous
allons voir prédominer l'idée que l'air vicié des profondes vallées, que la chaleur excessive, l'humidité, sont des causes plus
actives que les eaux séléniteuses. Au delà d'une certaine élévation,
au dessus du niveau de la mer on ne trouvera plus le goître.
Telle est la devise de Saussure, et c'est au nom de ses connaissances cosmographiques que le savant naturaliste genevois va

---

(1) Felix Platteri, *Prax. tract.,* p. 122-123. Cet ouvrage parut en 1602.

intervenir dans la question. Ce n'est que plus tard que les travaux de Mac-Clelland, de Mgr Billiet, de MM. Grange, Chatin, Bouchardat remettront en honneur l'influence exercée par les eaux potables. La théorie de la constitution géologique du sol fournira aux partisans des *eaux potables* leur point d'appui le plus solide. Mais, avant d'en arriver à l'époque moderne, qu'il me soit permis de finir l'exposition de doctrines médicales de la fin du siècle dernier et du commencement de celui-ci.

Haller, le célèbre physiologiste, a aussi émis quelques idées sur les causes probables du goître et du crétinisme. A son époque, ces affections étaient très-communes à Martigny, où elles ont disparu grâce à un cataclisme qui changea la face du pays et fut déterminé, dit M. Grange, par la rupture des digues du lac de Constance dans la vallée de Bagne. Il en résulta une inondation comme de mémoire d'homme on n'en avait pas vue et qui devint, dit-on, un élément de régénération pour ce pays contaminé. Le sol de la vallée humide et marécageuse où pullulaient le goître et le crétinisme fut recouvert par 1 mètre de bonne terre végétale que les eaux entraînèrent des montagnes voisines. M. le Dr Vingtrinier, qui est un grand partisan de la théorie des *terres à goître*, s'appuie sur ce fait pour expliquer l'amélioration qui existe aujourd'hui. «L'inondation, dit-il, fut un grand bienfait. Les habitants de ces lieux misérables qui, de génération en génération, étaient restés sales, paresseux, mal nourris, furent obligés pour vivre de sortir de leur apathie et de cultiver ces terres qui étant *neuves. élevées, sèches, aérées et sans corruption*, produisirent beaucoup.— M. le Dr Grange, qui a fait de si belles recherches sur la genèse du goître dans ses rapports avec la constitution géologique du sol, pense aussi que l'amélioration de Martigny est due au transport des terres qui n'étaient pas des *terres à goître*. C'est la première fois que cette expression a été employée ; elle renferme toute une théorie.

Quoi qu'il en soit, le goître et le crétinisme étaient du temps de Haller très-communs à Martigny, et nous pouvons ajouter dans une foule de localités où ces endémies ont singulièrement diminué. Le célèbre physiologiste est frappé tout d'abord de l'aspect des habitants. Il est vrai de dire que la caractéristique du crétinisme est quelque chose de si saisissant que tous les au-

teurs, même les simples touristes, ont cédé au désir d'en faire la
description. Dans tout le Valais, dans les plaines ouvertes aussi
bien que dans les vallées profondes, Haller vit partout de misérables créatures humaines assises le long des routes, sous le seuil
des portes, et offrant le spectacle de la plus triste dégradation
de l'espèce. Ils étaient là avec leur bouche entr'ouverte, d'où s'é-
coulait la salive... Ils avaient des goîtres immenses et des têtes
difformes... Leur parole est inintelligible; leur sens obtus...
Inhabiles à remplir les fonctions les plus naturelles, à faire
même le moindre mouvement; quelques-uns doivent être considérés comme au-dessous de la brute... Ils passent du reste leur
existence dans des réduits infects, et ils ne vivent que d'une vie
végétative (1). »

Haller ne croit pas que la nature des eaux potables ait une
grande influence sur la production du goître. Il se rapproche de
l'opinion qu'il a entendu émettre à beaucoup de Valaisans, qui
attribuent une grande action morbifique à l'air humide et démesurément échauffé des vallées. On croit généralement dans le Valais qu'il est indispensable de faire respirer aux enfants l'air des
hautes montagnes pendant l'été, et qu'il y a danger de crétinisa-
tion pour eux à les laisser dans l'atmosphère humide et malsaine
des vallées. C'est là un usage que les personnes aisées pratiquent
depuis longtemps; mais les pauvres sont forcément immobilisés
au lieu où ils sont.

Depuis Haller jusqu'à Saussure, divers auteurs, dont les uns
étaient des médecins, les autres des naturalistes et même de simples voyageurs, ont mentionné l'existence du goître et du crétinisme en Suisse, et se sont rendus les échos des opinions ré-
gnantes sur les causes de ces endémies (2). Ils citent tour à tour
les influences exercées par les eaux, par l'air vicié, par l'humidité, la chaleur excessive, par la manière surtout de vivre des
habitants, dont ils flétrissent la paresse, l'apathie, la malpro-

---

(1) *Éléments physiolog.*, t. IV; 1773.

(2) Coxe, auteur allemand, connu par ses lettres sur *les conditions naturelles
et civiles de la Suisse* (Zurich, 1781); Razoumowski, géologue et *minéralogiste
distingué* (*vogaye minéralogique dans le pays d'Aigle et une partie du
Valais*); Storr, *Voyage dans les Alpes* (1786); un de nos compatriotes, Ch.
Bourriet: *Description des Alpes pennines et rhétiennes* (Genève, 1782).

preté et l'incroyable incurie. Ces dernières causes (misère, malpropreté, manière de vivre, etc. etc.), mille fois citées, forment le contingent des causes dites *secondaires* étudiées par la commission sarde.

Un seul auteur de cette époque, un Américain, de Paw, émet l'idée qu'une cause supérieure doit dominer l'ensemble des causes alléguées, et que cette cause sera trouvée le jour où il sera permis de *disséquer les crétins*. Cette foi en l'anatomie pathologique, comme devant imprimer son caractère de certitude absolue à la cause du crétinisme, s'est reproduite de nos jours; mais, là en-encore, il y a confusion dans la manière de comprendre la pathogénie d'une affection. Le crétinisme, avons-nous dit, est une dégénérescence de l'espèce. Si donc on découvre dans le cerveau telle ou telle défectuosité organique, ce sera là une conséquence du mal et non une cause déterminante. En d'autres termes, ce n'est pas parce que leur cerveau est défectueux que les individus sont crétins, mais les fonctions de cet organe sont enrayées par la raison que déjà, dans la vie utérine, son évolution ne s'est pas opérée d'une manière normale.... Rappelons-nous l'axiome : *On devient goîtreux, on naît crétin.*

Le même de Paw a fait une réflexion que je ne puis passer sous silence, vu qu'elle soulève une question d'anthropologie morbide qui n'est pas sans intérêt. Il avait vu dans la presqu'île étroite de Darien des individus que les indigènes appellent des *blêmes*, des *blafards*, en raison de leur teint pâle et de leurs chairs flasques et décolorées (1). « Ils ont la plus grande analogie, ajoute de Paw, avec les crétins, tant au point de vue physique qu'au point de vue intellectuel; quelques-uns même sont goîtreux. Nous pouvons ajouter que les blafards de Darien sont de véritables crétins. Ils représentent comme ces derniers une collection d'hommes modifiés d'une manière maladive par certaines influences climatériques identiques, et transmettant à leurs descendants les germes d'une dégénérescence spéciale. C'est là ce que j'appelle une *variété maladive dans l'espèce.* Les mêmes causes produiront invariablement les mêmes résultats dans tous les pays du monde.

---

(1) Le savant professeur Troxler, de Berne, appelle aussi, de son côté, les crétins de la Suisse les *pâles*, les blafards (*die bleichliche*).

Il s'ensuit que les caractères spécifiques du crétinisme dans les Alpes ne diffèrent pas de ce que l'on voit dans les Pyrénées, dans les Alpes styriennes et carinthiennes, dans l'Himalaïa, la Tartarie, et surtout sur les bords de quelques fleuves célèbres.

Ces réflexions seraient au moins inutiles si l'étude étiologique du crétinisme n'avait pas amené à d'étranges conceptions, qui, si elles obtenaient le moindre crédit, seraient de nature à faire perdre de vue le véritable point de départ des maladies endémiques aussi bien que de la formation des dégénérescences dans l'espèce humaine.

Il s'est trouvé des auteurs qui ont rattaché la filiation des crétins à d'anciennes races malheureuses et persécutées, aujourd'hui éteintes, dont les crétins ne seraient pour ainsi dire que les représentants dégénérés. Les Albigeois dans les Alpes, les descendants des anciens Sarrazins dans les Pyrénées, ont donné lieu à d'incroyables rapprochements qui contredisent tout ce que nous savons sur la formation *des variétés ou des races maladives* dans l'espèce humaine.

De tous les auteurs de la fin du siècle dernier qui ont écrit sur les causes du goître et du crétinisme, de Saussure est incontestablement celui dont l'opinion a eu le plus de retentissement (1). Il n'était pas médecin, mais ce savant apportait à l'étude de cette affection la somme de ses connaissances en météorologie et en histoire naturelle. La manière dont il fut conduit à s'occuper du crétinisme mérite d'être citée. Se trouvant un jour à Villeneuve, localité de la vallée d'Aoste encaissée dans de hautes montagnes, le célèbre naturaliste y découvrit une quantité de crétins. A l'époque de Sausssure, il y avait bien peu de savants qui connussent de vue le crétinisme, et lui-même ignorait les caractères de cette affection; c'est là ce que témoigne son récit plein de naïveté et d'étonnement. On dirait un voyageur qui, dans un pays lointain, découvre une peuplade inconnue, aux formes étranges, et faisant contraste avec tout ce qu'il a vu et tout ce que l'on sait sur les caractères spécifiques de notre espèce.

Les habitants valides de Villeneuve s'étaient, à ce qu'il paraît,

____

(1) *Voyages dans les Alpes*, par Horace-Benedict de Saussure; Genève, 1779-1786.

rendus à leurs travaux, seuls les infirmes et les crétins étaient restés; on les trouvait, selon leur habitude immuable, errants dans les rues ou accroupis sur le seuil de leurs demeures. Le premier individu auquel de Saussure s'adressa pour demander le nom du village ne fit pas de réponse, le deuxième resta également muet; des cris inarticulés, un langage incompréhensible, des rires inextinguibles, voilà tout ce qu'il put en tirer. L'air de profonde stupeur avec lequel ces êtres misérables, aux goîtres énormes, aux lèvres épaisses et aux paupières tombantes, regardaient notre voyageur avait déjà pour lui quelque chose d'étrange. Si l'on ajoute à ce tableau la démarche incertaine et vacillante des crétins, leurs rires stridents, leurs cris rauques et inarticulés, leur teint basané, leurs cheveux hérissés, etc. etc., on aura une idée de l'impression que dut éprouver de Saussure à la vue de ces misérables.

Pour trouver la cause du goître et une cause exclusive, efficiente, prochaine, comme on dit en médecine, de Saussure adopta une méthode qui consiste à infirmer par des faits négatifs les affirmations de ceux qui l'avaient précédé dans ses recherches étiologiques. «Aucune doctrine, disait avec raison M. Ferrus, de regrettable mémoire, n'a résisté en médecine à cette manière de procéder.» «Ce ne sont pas les eaux froides provenant de la fonte des neiges, dit de Saussure, qui produisent le goître et le crétinisme, puisque les habitants des villages situés aux pieds des glaciers ne boivent que de ces eaux, et cependant n'ont pas le goître. Ce ne sont pas davantage les eaux chargées de principes calcaires, par la raison que, si ordinairement on rencontre plus de goîtreux sur certains terrains que sur d'autres, la règle n'est pas générale et souffre beaucoup d'exceptions. Devra-t-on mettre en cause la mauvaise nourriture, l'ivrognerie, la misère, les logements insalubres, l'immoralité, etc. etc. ? Mais il n'est pas, ajoute avec raison le savant naturaliste, de villes où l'on ne trouve des individus plus mal logés, plus mal nourris, plus ivrognes et plus débauchés, que les habitants des pays crétinisés, et cependant le goître et le crétinisme y sont inconnus.»

De Saussure n'admet qu'une seule cause, le plus ou moins d'élévation au-dessus du niveau de la mer; au delà de 500 ou

600 toises d'élévation , on ne rencontre plus ni goîtreux ni crétins. « Les effluves marécageux, ajoute-t-il encore, occasionnent
des fièvres, déterminent des états cachectiques bien connus,
mais ne sauraient entrer en ligne de compte dans l'étiologie du
goître et du crétinisme. Ces effluves, ces brouillards si nuisibles
à la santé, se produisent avec bien plus d'intensité dans les pays
de plaine que dans les pays de montagne ; les eaux potables y
sont chargées de principes calcaires plus abondants, et , encore
une fois, continue toujours de Saussure, il est une foule de localités, dans les conditions topographiques ci-dessus mentionnées,
dont les habitants sont exempts de goître. »

Mais le seul fait de l'altitude ne suffirait pas pour expliquer la
genèse du goître, si à ce fait ne se rattachait pas la théorie de la
viciation de l'air atmosphérique. Nous allons profiter des idées
émises par de Saussure pour jeter un coup d'œil général sur les
opinions des auteurs qui ont fait jouer aux modifications éprouvées par l'air atmosphérique un rôle important. Nous serons
aussi bref que possible dans ce qui nous reste à dire sur l'étiologie du goître ; nous avons hâte d'arriver à la partie où il s'agira
du traitement et de la prophylaxie de cette affection.

L'air démesurément échauffé des vallées qu'entourent de
hautes montagnes ne serait pas la cause d'une *action délétère*
exercée sur l'organisme tout entier, si cet air était suffisamment
renouvelé. « Qu'on le remarque bien , ajoute de Saussure, ce sont
les villages exposées au midi , ce sont les habitations adossées
aux roches, que frappent directement les rayons solaires, qui contiennent le plus grand nombre de goîtreux et de crétins. C'est à
cet air démesurément échauffé, vicié, et conséquemment malfai-
sant , qu'il faut attribuer le développement du goître, ainsi que
cette espèce d'apathie, d'indolence, de paresse, de véritable in-
nervation , que l'on observe chez les habitants des pays crétinisés. »

Humidité excessive de l'air. —«Combien de fois, dit Fodéré, n'ai-
je pas été frappé, dans la vallée où je suis né, dans les pays que
j'ai parcourus, de la différence qu'il y a entre l'entendement des
peuples qui habitent les hauteurs, ou des contrées sèches et sa-

lubres, et celui des habitants du fond des vallées, ou des terres
basses, humides, ombragées» (1). Cette réflexion de Fodéré con-
tient en germe tout son système sur l'étiologie, la curabilité et
la prophylaxie du goître et du crétinisme. Assainir les vallées
par l'écoulement des eaux stagnantes, par le renouvellement de
l'air, dont la circulation est empêchée par une végétation trop
plantureuse, voilà la base de la prophylaxie de Fodéré.

Les études de M. le Dr Gérard Marchant sur le crétinisme dans
les Pyrénées l'amènent à peu près aux mêmes conclusions que Fodéré : « L'humidité du sol est considérable dans un grand nombre
de villages des vallées inférieures (vallées où se rencontrent beaucoup de goîtreux et de crétins). Nous avons vu des sources nombreuses jaillir dans les rues, les jardins et presque dans l'intérieur des maisons. A l'époque de la fonte des neiges ou après des
orages et des pluies prolongées, les rues sont souvent converties en
lits de torrents qui y coulent pendant plusieurs jours, souvent pendant plusieurs mois. Il n'est pas rare que l'eau pénètre dans l'intérieur des habitations, et qu'elle y séjourne pendant un temps
plus ou moins long. Dans le village d'Arlots, dont la population
est des plus dégradées, les trois quarts des maisons sont inon-
dées une partie de l'année. Nous en avons visité une, adossée
contre la montagne, dont la chambre habitée était pleine d'eau.
Quelques planches servaient de moyen de communication d'une
pièce à l'autre ; le lit et l'âtre étaient élevés d'un mètre environ
au-dessus du parquet, etc. »

Les conclusions de M. le Dr G. Marchant sont significatives ;
elles laissent suffisamment entrevoir les tendances hygiéniques
et prophylactiques de l'auteur, ainsi que son opinion sur les
causes de la dégénération de l'espèce dans quelques vallées des
Pyrénées.

« 1° L'homme est d'autant plus petit, moins fort et plus irré-
gulièrement conformé, qu'il habite une vallée plus inférieure et
plus profonde, et que, dans cette vallée, il se rapproche plus du
centre et du bas-fond.

« 2° A une hauteur égale, il est plus grand et plus fort lorsqu'il

---

(1) Fodéré, *Traité du goître et du crétinisme*, p. 42.

vit sur des coteaux et sur des pentes que lorsqu'il habite des vallées.

« 3° Sa taille est beaucoup plus petite et sa conformation plus irrégulière si, dans cette vallée, il occupe l'angle rentrant formé par la saillie d'une montagne.

« 4° Plus les pentes et les vallées sont supérieures, plus les populations qui y habitent présentent des apparences de force, de santé et d'harmonie, dans leur conformation physique» (1).

Influence de l'électricité, absence d'iode dans l'air atmosphérique (Iphofen, Niepce, Chatin).— « La cause prochaine du crétinisme, dit Iphofen, se trouve dans l'air atmosphérique, et c'est après avoir analysé et étudié les conditions de la formation de l'air dans les hautes montagnes que cet auteur arrive à la conclusion que c'est dans l'absence ou la grande diminution de la *matière électrique* qu'il faut rechercher la cause principale de l'endémie qui nous occupe (2).

Le Dr Niepce, qui a écrit un ouvrage très-estimé sur le goître et le crétinisme, est, je crois, le seul auteur qui, depuis Iphofen, ait fait de sérieuses recherches sur l'influence de l'électricité dans la manifestation du goître et du crétinisme. « Ce n'est pas seulement, dit ce savant, parce que l'air est chaud, humide, malsain, dans les vallées des Alpes, qu'il peut être considéré comme une cause de goître et de crétinisme, ou mieux, comme une cause dont l'action permanente sur l'organisme tend à le faire dégénérer. L'électricité contenue dans l'atmosphère agit également d'une manière remarquable» (3).

Absence de l'iode dans l'air. — On connaît la singulière propriété de l'iode comme médication spécifique dans le traitement du goître. Il n'y a donc pas lieu de s'étonner si la théorie qui attribue la cause du goître à l'absence de l'iode dans l'air, dans les boissons, et dans les aliments, ait eu le privilége d'occuper

---

(1) Gérard Marchant, *Observations faites dans les Pyrénées pour servir à l'étude du crétinisme;* Paris, 1842.

(2) *Der Cretinusmus philosophisch und medicinisch untersucht; Recherches philosophiques et médicales sur le crétinisme* (Iphofen; Dresde, 1817.)

(3) Niepce, *Traité du goître et du crétinisme,* t. II, chap. 9.

si fortement l'attention publique. Les recherches de M. Chatin ne comprennent pas seulement l'analyse de l'iode dans l'air atmosphérique, mais s'étendent surtout à l'absence de ce métalloïde dans les eaux potables. C'est à propos des eaux, et surtout du traitement, que nous reviendrons sur les idées de M. Chatin.

Eaux potables; constitution géologique du sol; Mac Celland; Grange; Mr Billiet. — La faveur dont jouit aujourd'hui la théorie de la qualité des eaux potables dans la production du goître n'est pas due uniquement à la réaction qui se fait naturellement contre des opinions par trop exclusives; il faut en chercher la cause dans l'extension donnée aux recherches sur les causes prochaines de cette désastreuse endémie. Jusque dans ces derniers temps, on n'était pas sorti des vallées des Alpes, des Pyrénées, et de quelques autres chaînes de montagnes, et cependant déjà, à l'époque où de Saussure fondait sa théorie de la viciation de l'air dans les profondes vallées comme cause prochaine du goître et du crétinisme, quelques personnes hasardaient, timidement il est vrai, l'opinion que le goître se trouvait en Suisse dans d'autres conditions géographiques que celles indiquées par le savant naturaliste genevois.

Les cantons de Genève, de Berne et de Lausanne, en étaient des exemples, puisque là aussi on trouvait grand nombre de goîtreux. A cette objection de Saussure opposait une réponse que la grande autorité scientifique dont jouissait ce savant naturaliste pouvait seule faire temporairement accepter.

Les goîtres dont on parlait à de Saussure comme existant dans d'autres cantons n'étaient pas de même nature que ceux que l'on trouve dans les profondes vallées des Alpes, et, partant, sa théorie devait rester inattaquable.

C'est en vain que l'on chercherait la cause du goître dans les influences météorologiques, dit M. le Dr Grange, qui est aujourd'hui le représentant le plus accrédité de l'influence exercée par le sol et par les eaux potables, car ces deux questions sont connexes. Ce savant ajoute : «Dans ce système, on rencontre à chaque pas une contradiction. Ni l'exposition au soleil, ni l'élévation sur les montagnes, ni l'habitation dans les plaines sans horizon, ne peuvent mettre à l'abri de ces tristes infirmités..... Le goître et le crétinisme se rencontrent dans tous les pays du monde, à toutes les hauteurs où l'homme peut fixer son habitation permanente, sous toutes les latitudes, sous les climats les plus variés et les plus différents..... Les pays à goître n'ont rien de commun entre eux, qu'un élément minéralogique. La magnésie formant des masses considérables, tantôt sous la forme de carbonate, tantôt sous la forme de silicate, qui fournissent aux eaux chargées d'acide carbonique des quantités variables de sel dissous, nous devons considérer comme un fait acquis que le goître est généralement endémique sur les terrains imprégnés de magnésie.

« Il résulte des analyses que j'ai faites, que si les eaux, comme on le croit généralement, sont la cause prochaine du développement du goître et du crétinisme, on pourrait rapporter l'action délétère des eaux aux sels de magnésie, ou à l'absence d'une quantité de chaux suffisante aux besoins de l'économie. » (Grange : *Mémoire communiqué à l'Académie des sciences,* 9 octobre 1848.)

La question des eaux, que l'opinion populaire a adoptée dans tous les temps, entre donc de nouveau dans le domaine de la science. M. Grange la pose d'une manière catégorique, et il n'hésite pas à indiquer la magnésie comme l'élément pathogénique du goître. Ses recherches ont eu un autre résultat ; elles ont fait sortir le goître et le crétinisme du domaine trop restreint où les investigations des premiers explorateurs avaient confiné ces affections.

« J'ai reconnu, dit M. Grange, que nous avions en France plus de 450,000 personnes affectées de goître, et 50,000 crétins. J'ai réuni les éléments d'une carte géographique du goître en France..... Dans l'Europe centrale, le nombre des personnes atteintes dépasse 3,000,000. Le goître et le crétinisme se rencontrent dans tous les pays du monde. » (Rapport du 3 janvier 1850 au Ministre du commerce et de l'agriculture.)

La théorie de la constitution géologique du sol, comme explication de la genèse du goître et du crétinisme, est antérieure, du reste, aux idées émises par M. Grange. Mac-Celland, dans l'Inde, et Mgr Billiet, en Savoie, ont insisté sur cet élément comme cause prochaine du goître et du crétinisme. « La question de l'influence étiologique de la nature du sol, comme le fait observer avec juste raison M. le Dr Parchappe, est d'autant plus importante, qu'elle est étroitement liée, d'une part, à l'influence des eaux potables, et de l'autre, à la configuration géographique » (1).

Dans les *Archives générales de médecine* (décembre 1830), se trouve un travail du Dr Marchesseaux, où les opinions de Mac-Celland sont exposées. « Dans le pays de Shore (Hindoustan), la fréquence du goître coïncide d'une manière frappante avec la disposition du terrain. Les villages affectés avoisinent les roches de calcaire disposées parallèlement le long des chaînes centrales qui sont formées de schistes argileux. Ces chaînes n'offrent pas toutes des habitants affectés de goître; on n'en trouve que dans les points où ils sont obligés de faire usage de sources prenant naissance dans les roches calcaires. »

L'opinion de Mgr Billiet sur la mauvaise influence exercée par les eaux provenant de certaines constitutions géologiques du sol est aussi explicite que possible. Seulement le savant prélat reste indécis sur la substance qui altère la nature du sol et lui procure ses qualités nuisibles. « Est-ce l'argile, l'alumine, la magnésie, le talc et le gypse, etc.? La question est trop peu avancée pour que l'on puisse rien affirmer sur ce point; nous nous bornerons à remarquer qu'en Savoie, du moins, plus un terrain est argileux, plus les cas de goître et de crétinisme sont fréquents. Quoi qu'il en soit, il paraît que ce *principe pathogénique* dont nous ignorons la nature est pris en dissolution et charrié mécaniquement par les eaux qui traversent certains terrains, et que c'est *principalement par la boisson* qu'il exerce sa pernicieuse influence sur le corps humain ; c'est au moins une opinion généralement accréditée. » (*Mémoire présenté et lu à la Société des sciences de Chambéry*, par Mgr Billiet) (2).

Cette substance, sur la nature de laquelle Mgr Billiet ne veut pas se prononcer est, comme nous l'avons vu, formellement désignée par M. le Dr Grange, comme étant la magnésie. Pour d'autres auteurs, c'est à la présence d'autres sels calcaires (le sul-

---

(1) Parchappe: *Rapport à la commission du goître et du crétinisme.*

(2) Je ne puis entrer ici dans les détails de la question géologique, qui a été, pour Mgr Billiet et pour moi, l'objet d'une correspondance publiée sous le titre de : *Influence de la constitution géologique du sol sur le développement du goître et du crétinisme* (*Annales médico-psychologiques*, année 1855).

fate de chaux), qu'il faudrait attribuer la cause du goître. L'absence de l'iode, le défaut d'oxygénation de l'eau, ont aussi leur part d'influence, si l'on en croit l'opinion d'auteurs très-recommandables.

Enfin une dernière opinion, à propos des eaux, tendrait à se faire jour et me rappelle ce que j'ai souvent entendu dire à M. Ferrus sur la nocuité de certaines substances végétales et animales putréfiées, qui, prises en dissolution par les eaux, pourraient bien altérer leur pureté et devenir ainsi la cause efficiente du goître. C'est la thèse qu'a soutenue M. le Dr Moretin dans un excellent travail sur ce sujet. « Je ne doute pas, dit ce jeune médecin, contrairement à l'opinion de M. Dupasquier, que les progrès de la chimie ne viennent un jour apporter la lumière au milieu du chaos qui règne encore dans la recherche des principes organiques de toutes les eaux et en particulier des eaux potables. M. Dupasquier est venu lui-même réaliser en partie ce progrès, en proposant plus tard le chlorure d'or comme un excellent réactif pour déceler la présence de matières organiques. » (*Comptes rendus de l'Académie des sciences,* 1847.)

« On a appliqué le microscope à la recherche de ces mêmes matières. On est arrivé avec cet instrument à reconnaître des infusoires, des substances organisées végétales, en plus ou moins grande quantité suivant le degré de chaleur et de débordement des sources et des rivières, entraînant plus ou moins de détritus animaux et végétaux. Je crois que les eaux des pays goîtreux peuvent se charger d'une substance de matière organique, en traversant les terrains sur lesquels on rencontre cette maladie endémique. Ceci n'est pas une pure supposition. M. Chevreuil avait déjà vu que certains terrains peuvent fournir des matières organiques et les eaux capables de les tenir en dissolution. M. Bonjean a reconnu et signalé dernièrement dans des analyses de terres diverses (marnes, dolomies, chaux carbonatée), un produit analogue à la glairine. (1)»

Cette opinion se rapproche beaucoup de celle de M. le Dr Vingtrinier, de Rouen, qui a fait de très-intéressantes recherches sur

---

(1) Moretin, *De l'Étiologie du goître endémique et de ses indications prophylactiques et curatives* (thèse pour le doctorat en médecine, 24 juin 1854).

les causes du goître endémique dans la presqu'île de Tourville (Seine-Inférieure) (1).

Au milieu d'opinions émises par tant d'hommes distingués, opinions qui ont remué de fond en comble tous les éléments étiologiques qu'il est permis de faire intervenir dans cette question si ardue et si complexe, on peut se demander maintenant s'il est possible de faire prévaloir une théorie qui, en conciliant jusqu'à un certain point les opinions émises sur la genèse du goître, aurait la chance d'imprimer une direction uniforme et efficace au traitement, à l'hygiène et à la prophylaxie de cette affection qui, dans la théorie que nous soutenons, finit par amener la dégénérescence crétineuse.

J'ai dû répondre affirmativement à cette question, en émettant l'opinion que le goître est dû à une action spéciale qu'un *principe intoxicant* exerce sur le système cérébro-spinal, soit par l'air que l'on respire, soit par les substances que l'on ingère dans l'économie, et qui paraît être surtout en rapport avec *le calcaire magnésien*, sans que l'on puisse affirmer d'une manière absolue que ces infirmités ne se trouvent pas *dans d'autres conditions géologiques* (2).

Toutefois, partout où l'on rencontre le goître et le crétinisme, il faudra admettre quelque chose de spécial, soit dans la constitution géologique du sol, soit dans la configuration et dans les conditions atmosphériques des pays où l'endémie se développe.

Dans toutes les contrées où sévira cet ensemble de causes spéciales, on observera les mêmes résultats, et le même cachet de dégénérescence sera imprimé à l'espèce, de manière que l'influence de la cause ne puisse être méconnue.

Je me réserve de développer cette théorie dans la deuxième partie de ce travail exclusivement consacrée au traitement, à l'hygiène et à la prophylaxie des endémies qui nous occupent.

On comprend que j'ai dû faire précéder ce qui me reste à dire sur ce sujet important par l'exposé des théories et des doctrines sur les causes du goître et du crétinisme. C'était la seule manière

---

(1) Vingtrinier : *Du Goître endémique dans le département de la Seine-Inférieure et de l'étiologie de cette maladie ;* Rouen, 1856.

(2) Morel : *Influence de la constitution du sol,* etc. ; Lettres à Mgr Billiet.

de justifier la croyance bien ferme et bien arrêtée que je professe sur la possibilité de faire disparaître d'une manière radicale, grâce à un ensemble de moyens appliqués à la circonstance, une cause aussi puissante de dégénérescence pour des fractions plus ou moins considérables de l'espèce humaine.

III

§ VI. — *Du traitement du goître ; prophylaxie du crétinisme, des moyens médico-administratifs à l'aide desquels il est possible d'arriver à l'extinction du goître et du crétinisme.*

Programme médico-administratif.

La notion scientifique à propos de l'origine du goître et de la formation dans l'espèce d'une variété de dégénérescence connue sous le nom de *crétinisme*, une fois établie, il nous sera plus facile maintenant d'aborder la question du traitement et celle de l'hygiène et de la prophylaxie de ces affections. Nous serons conséquent avec les idées théoriques que nous avons émises, en abordant sans autre préambule le traitement du goître.

Comme le traitement de toutes les affections, mais surtout des affections endémiques, le traitement du goître peut être préventif ou prophylactique, individuel ou direct. Je vais aborder dans un instant la question de tous les moyens hygiéniques propres à attaquer, à sa source, le développement du goître et conséquemment du crétinisme. Voyons d'abord quels sont les moyens d'action individuelle qui se trouvent au pouvoir du médecin.

Traitement médical interne et externe. — Le traitement du goître se divise en traitement médical interne et externe, et en traitement chirurgical proprement dit.

Le goître endémique, comme le fait observer avec beaucoup de justesse M. Fabre (ouvr. cité, p. 98), ne se comporte pas toujours comme une simple hypertrophie ; quelquefois, mais ces cas sont rares, le corps thyroïde devient dur, rénitent et douloureux, sensible lorsqu'on le comprime, même légèrement (1). On comprend que lorsque le goître se développe ainsi d'une manière soudaine et avec tous les caractères de l'acuité, le traitement antiphlogistique soit indiqué. C'est pour n'avoir pas procédé avec toute la célérité désirable, dans un cas de ce genre, que j'ai vu succomber très-rapidement un vieillard de 72 ans, qui avait quitté une localité où le goître était endémique, pour venir s'établir dans une ville voisine où cette affection était à peu près inconnue.

M. X..... appartenait à une famille aisée et qui ne comptait parmi ses membres aucun individu atteint de goître; mais à peine fut-il éloigné du milieu où il avait passé la plus grande partie de son existence, qu'il ressentit les premières atteintes du mal qui se traduisit par un gonflement rénitent et douloureux de la glande thyroïde et de tous les tissus environnants. On crut que des frictions iodées feraient justice de cette affection. Mais le gonflement augmenta d'une manière rapide, et malgré un traitement antiphlogistique ultérieur très-actif, le malade périt asphyxié (2). Encore une fois, ces cas sont rares; mais encore est-il bon de les signaler. Le goître n'est pas une affection qu'il faille traiter à la légère ; aussi ai-je tenu, dès le commencement de ce travail, à appeler l'attention sur les conséquences parfois très-graves de l'hypertrophie de la glande thyroïde.

Avant la découverte de l'iode, dont l'efficacité est incontestable, on se servait déjà, dans le traitement du goître, de l'éponge calcinée, dont on administrait 6 à 8 grammes par jour dans de l'eau ou du vin. On en faisait aussi des bols, des électuaires, des pastilles, et la faveur dont jouit encore ce remède dans les campagnes

---

(1) Fabre, ouvr. cité, p. 98.

(2) Ce fait rappelle ce qui se passe chez les individus qui habitent les contrées paludéennes et qui jouissent du bénéfice de l'acclimatement. Un simple changement de résidence, même dans une contrée salubre, suffit pour développer parfois chez eux un malaise inaccoutumé, qui peut se traduire par de véritables accès de fièvre intermittente. Je fai ce rapprochement sans vouloir en déduire, pour l'instant, aucune analogie entre les conditions des contrées paludéennes et celles des pays où le goître est endémique, quoique la cachexie paludéenne ait beaucoup de rapport avec la cachexie goîtreuse.

est parfaitement expliquée aujourd'hui ; on sait quelle est la substance médicatrice que renferme l'éponge calcinée. M. le Dr Fabre mentionne dans son livre l'usage du collier de Morand, qui n'est pas tombé en désuétude.

Je me rappelle parfaitement avoir vu, dans ma jeunesse, appliquer souvent ce moyen de traitement chez les goîtreux du pays que j'habitais, et où cette affection était endémique. Le collier de Morand est fait en taffetas noir. On y appose une carde de coton sur laquelle on étend la poudre suivante :

Hydrochlorate d'ammoniaque. . . . .⎫
Hydrochlorate de soude décrépitée. .⎬ āā parties égales.
Éponge calcinée sans être lavée. . .⎭

On recouvre le tout avec une mousseline que l'on pique en carrés ou en losanges. On applique ce collier sur le goître, du côté de la mousseline ; il ne faut le quitter ni jour ni nuit, et renouveler la poudre tous les vingt jours à peu près.

J'avoue m'être servi plusieurs fois avec avantage de cette médication, dans certains cas où l'iode n'est pas supporté à l'intérieur, et où d'autres remèdes internes, ainsi que les frictions avec l'hydriodate de potasse, avaient échoué. Ce moyen agirait-il à raison de ce que le goître est soustrait à l'action de l'air extérieur ? Je l'ignore ; mais toujours est-il que dans les affections endémiques, il est bon de ne pas négliger certains remèdes consacrés par l'usage populaire.

Iode et ses préparations. — «Aussitôt que l'on eut indiqué la teinture d'iode pour guérir le goître, dit M. le Dr Linck, on en fit un emploi inconcevable à Lausanne. Il fut poussé si loin, ajoute le même auteur, que je pourrais dire, sans trop d'exagération, que le flacon de teinture d'iode se portait en place de bonbonnière ; car j'ai vu des personnes le porter avec elles, à peu d'exceptions près. Chacun en usait, même ceux qui craignaient que le goître pût leur venir dans la suite, et, dans les pharmacies, on donnait le médicament sans prescription du médecin» (1).

M. le Dr Linck affirme que de nombreux accidents ont été le

---

(1) Linck, *Journal complémentaire,* avril et mai 1824.

résultat de l'abus que l'on a fait de la teinture d'iode administrée sans aucune espèce de précaution ni de prudence. Il serait mille fois regrettable que les abus que l'on a pu faire de l'iode fussent de nature à jeter la défaveur sur ce précieux médicament. Il est très-probable que l'affection désignée dans ces derniers temps sous le nom d'*idiodisme* se developpe dans des conditions idiosyncrasiques spéciales; et je n'ai jamais vu, pour ma part, quoique ayant fréquemment fait usage de l'iode et de ses préparations, que des accidents sérieux en aient été la conséquence (1).

Sans doute il est des tempéraments plus réfractaires les uns que les autres à l'usage de ce médicament; mais le médecin expérimenté saura toujours faire la part des indications qui résultent de l'âge du sujet, de la tolérance du remède selon les bonnes ou mauvaises conditions préexistantes du système digestif. Il faut savoir augmenter ou diminuer à propos les doses de médicament, le suspendre même dans certaines circonstances et en remplacer l'usage interne par les frictions extérieures, lorsque le malade ne peut plus supporter l'iode à l'intérieur. C'est là ce que j'ai dû faire dans quelques circonstances où le goître était une affection héréditaire. Je puis dire d'avance que rien n'est aussi difficile que le traitement de ces sortes de goître qui sont souvent l'expression symptomatique d'un état de cachexie constitutionnelle. Dans ces cas rebelles, je me suis bien trouvé de l'emploi de l'huile de foie de morue et des préparations ferrugineuses. J'ai pareillement employé avec avantage l'hydrothérapie, la gymnastique, les bains de mer, tous les moyens enfin propres à imprimer à la constitution une activité spéciale et à la régénérer.

---

(1) Les inconvénients attribués à l'iode, dans ces derniers temps, sont peut-être dus à ce qu'il a été employé dans une affection désignée sous le nom de *goître exophthalmique* et qui n'a rien de commun, en ce qui regarde l'étiologie au moins, avec le goître ordinaire. Dans le goître exophthalmique, il y a bien aussi hypertrophie de la glande thyroïde, mais, ce qui domine, ce sont les troubles des fonctions digestives, de la circulation et de la calorification, avec vomissements, congestions du foie, soif, injection des vaisseaux de la conjonctive, aversion pour la chaleur, terreurs, agitation, etc. «Ces phénomènes, dit M. le Dr Gillebert d'Hercourt dans un excellent mémoire lu au congrès médico-chirurgical de Rouen, ont fait considérer cette maladie comme une névrose à congestions locales, ayant sa cause prochaine dans une modification de l'appareil nerveux, appelé *vaso-moteur* par M. Cl. Bernard.»

Mais, pour en revenir à l'usage de l'iode à l'intérieur, il est certain que des doses considérables peuvent être administrées sans
inconvénient, lorsqu'on agit avec une sage progression. M. le
D' Ch. Lasègue, cité par M. Fabre, dans son *Traité du goître et
du crétinisme*, a proposé un mode d'administration propre à assurer l'innocuité de ce médicament à hautes doses.

M. Lasègue affirme, après de nombreux essais faits avec la teinture d'iode, que l'administration de cette substance à l'intérieur
est tout à fait sans inconvenients, même à des doses qui dépas-
sent celles habituellement prescrites. Mais, pour éviter les sen-
sations douloureuses, l'espèce de gastralgie qu'amène souvent
l'administration de l'iode, il doit être de règle absolue de ne le
donner qu'au moment du repas; l'excitation stomacale qui est
alors produite n'a rien de douloureux ni de nuisible et ne fait
que favoriser la digestion.

La dose prescrite avec cette précaution par M. Lasègue a été
élevée progressivement de 8 à 10 gouttes deux fois par jour, à
5 et 6 grammes pendant le repas, en prenant pour excipient un
peu d'eau sucrée ou de préférence du vin d'Espagne, qui masque
mieux la saveur.

M. Coindet, qui a doté la thérapeutique de ce précieux médicament, ajoute l'hydriodate de potasse ou de soude à l'iode, dans
le traitement interne du goître. Voici du reste les doses de sa
prescription :

Alcool à 35°................. (1 once). 30 gram.
Iode.................... (48 grains). 2 gr. 50
Hydriodate de potasse ou de soude (48 grains). 2 gr. 50

M. Coindet commence avec 10 gouttes de cette mixture dans un
demi-verre de sirop capillaire ou d'eau sucrée, pris le matin à
jeun, une deuxième dose à dix heures, et une troisième dans la
soirée. A la fin de la première semaine, on peut augmenter de
5 gouttes et aller ainsi progressivement.

On associe parfois à cette médication interne des frictions avec
une pommade dont voici la formule :

Hydriodate de potasse........ 2 gram.
Axonge............... 30 —

Je signalerai encore un traitement iodé à l'intérieur qui a été employé avec succès par le D'^r Monod, et que M. le D'^r Gibert, un des médecins les plus distingués du Havre, a également mis en pratique :

<pre>
              Vin rouge. . . . . . .   1,000 gram.
              Roses de Provins. . .   100   —
Faites digérer les roses, passez et ajoutez :
              Teinture d'iode. . . . .   8 gram.
              Iodure de potassium. .   8   —
</pre>

L'expérience a prouvé, m'écrit M. le D'^r Gibert, qu'il vaut mieux administrer l'iode à l'état de combinaison qu'à l'état pur. Il se forme là un iodo-tannate associé à l'iodure de potassium. Le vin se prend à la dose d'une cuillerée à café par jour. On augmente la dose selon la convenance.

On connaît les succès que le D'^r Chrétien a obtenus dans le traitement de la syphilis et autres maladies du système lymphatique avec les préparations aurifères en frictions sur la langue. Ces succès ont fait conjecturer à M. le D'^r Fabre qu'en introduisant directement, de la même manière, dans le système absorbant un excitateur puissant tel que l'hydriodate de potasse, on épargnerait la sensibilité des voies digestives, et l'on aurait de meilleurs résultats qu'en faisant parcourir au remède un plus long trajet à travers les vaisseaux absorbants de l'estomac et du tube intestinal.

A cet effet ce praticien mélange par la trituration 4 grammes d'hydriodate de potasse avec 8 grammes de poudre fine de réglisse, et divise le tout en 45 paquets.

Il en prescrivit un paquet par jour, le matin à jeun, en frictions sur la langue, à un jeune homme de 18 ans, porteur d'un goître très-prononcé, lui recommandant en outre de garder le plus longtemps possible la salive dans la bouche pendant la durée de la friction (5 à 6 minutes), et de l'avaler ensuite. Au bout d'un mois, le goître avait perdu les trois quarts de son volume, et la thyroïde fut rendue à l'état normal par la continuation du traitement pendant vingt-cinq jours (1).

----

(1) Fabre, ouvr. cité, p. 103.

Dans quelques circonstances, l'auteur a vu se développer un mouvement fébrile, lorsque la dose de ce médicament avait été élevée à 15, à 20 centigrammes pour chaque friction particulière. Il suspendait alors, pendant une quinzaine de jours, les frictions, et en diminuait la dose de moitié en la reprenant. Quelquefois aussi le goître devenait dur, rénitent, douloureux à la pression, avec excitation fébrile. Il était urgent même de recourir à des évacuations sanguines générales ou locales, et d'appliquer des émollients.

En présence des effets dus à l'hydriodate de potasse pris à si faible dose, l'auteur se croit autorisé à penser qu'il ne faut pas en porter l'usage à une dose aussi élevée que l'ont fait quelques médecins. Je crois que cette médication doit être prise en sérieuse considération. M. Fabre ne l'employait pas seulement pour le goître, mais pour d'autres maladies du système lymphatique, comprises sous les dénominations d'*affections glanduleuses*, de *gonflement de la lèvre supérieure, des ailes du nez*, d'*ophthalmies scrofuleuses*, d'*abcès froids*, etc.

Enfin ce médecin très-recommandable, et qui a pratiqué de longues années dans un pays où le goître est endémique, ajoute : « J'ai employé ce mode de traitement sur un grand nombre de sujets de sexe différent..... Il a réussi quand le traitement iodé à l'intérieur, et la pommade avec l'hydriodate de potasse extérieurement, avaient échoué (ouvr. cité, p. 107).

Formule du traitement des goîtreux adopté dans la Seine-Inférieure.
— Les efforts tentés par l'administration du département de la Seine-Inférieure, pour combattre l'endémie goîtreuse de la presqu'île de Tourville, m'imposent le devoir de donner ici la formule du traitement des goîtreux, tel qu'il a été rédigé par M. le Dr Vingtrinier, et appliqué sous le patronage de ce savant et zélé praticien.

1° Solution de teinture d'iode chargée d'iodure de potassium, dans la proportion de 4 grammes de sel pour 30 de teinture (en prendre à tous les repas, dans la boisson ou dans la soupe, 3, 4 ou 5 gouttes à la fois ; en tout, 12 à 15 gouttes par jour) ;

2° Tous les soirs, au coucher, une pincée de poudre d'éponge calcinée sous la langue ;

3º Frictions sur le cou avec la pommade iodurée, dans la proportion de 4 grammes d'iodure de potassium pour 30 d'axonge;

4º Une cravate de sel sur le cou, pendant la nuit;

5º Un flacon, contenant de l'iode métallique, est suspendu dans les rideaux du lit;

6º Quelquefois il est nécessaire de joindre le sirop antiscorbutique à ce traitement, ainsi que quelque préparation ferrugineuse, telle que l'iodure de fer en pilules;

7º Bon régime; habitation sèche et au soleil;.

8º Recommander les bains de mer ainsi que l'éloignement des pays contaminés, quand la fortune des individus le permet.

Le département de la Seine-Inférieure est, avec celui du Bas-Rhin, le premier, je crois, qui se soit imposé des sacrifices spéciaux pour combattre l'endémie goîtreuse (1). Des succès très-consolants ont été constatés; mais, pour des raisons que je donnerai ultérieurement, il ne dépend pas toujours du zèle et du dévouement des médecins, qu'un remède, si utile que puisse être son action dans une endémie bien caractérisée, soit appliqué d'une manière générale et constante. Le succès est cependant à ce prix.

Il est quelque chose de plus difficile encore que de combattre le goître proprement dit, c'est de lutter contre l'incurie, l'apathie et parfois même l'opposition systématique des intéressés.

En Savoie, dit M. le D\' Vingtrinier, plusieurs médications ont été mises en usage. M. le D\' Mottard, de Saint-Jean-de-Maurienne, préfère les eaux de Challes à toute autre. Les eaux de l'Échaillon ont aussi été recommandées. Enfin, une grande confiance a été accordée à un remède dont la formule a été publiée en décembre 1858, par M. Maire, dans le journal de Nancy :

---

(1) Le conseil général de la Seine-Inférieure a voté 600 fr. annuellement pour organiser le traitement gratuit du goître dans la presqu'île de Tourville. M. le D\' Vingtrinier a dû établir les dépenses du traitement sur des bases qui en permissent l'application au plus grand nombre possible d'individus atteints par l'endémie. Il a calculé que la moyenne des dépenses pour chaque goîtreux ne dépassait pas la somme de 4 francs pour déboursé des médicaments; et encore cette somme pourrait-elle être diminuée d'un quart, si le traitement était entrepris sur une vaste échelle. (*Rapport du médecin des épidémies sur les maladies qui ont régné dans l'arrondissement de Rouen pendant l'année* 1859, *et sur le traitement du goître;* par M. le D\' Vingtrinier, vice-président du conseil central d'hygiène.)

M.   4

Hyposulfite de soude.	80 gram.
Bicarbonate de soude.	20 —
Eau distillée.	1,000 —
Alcoolat ou teinture de brou de noix vertes.	20 —

On fait dissoudre les sels alcalins dans l'eau distillée; lorsque la dissolution est complète, on ajoute la teinture de brou de noix vertes. (A prendre par cuillerées à bouche, matin et soir, dans un demi-verre d'eau sucrée.)

« Sur une école de 80 petites filles, 58 avaient déjà des goîtres assez notables; ce remède, employé pendant un petit nombre de jours, a produit des effets admirables. » (Extrait d'une lettre de Mgr Billiet à M. Maire, de Rosières-aux-Salines.)

Du deuto-iodure de mercure dans le traitement du goître. — Dans mon désir de compléter le formulaire des remèdes à opposer au goître, je ne puis m'empêcher de faire mention du deuto-iodure de mercure, malgré l'annonce presque fabuleuse de l'efficacité de ce remède, qui a été faite à la Société médicale du canton de Genève par M. le Dr Gosse (3 décembre 1862). Je ne puis ni affirmer, ni infirmer les avantages du deuto-iodure de mercure, n'ayant pas expérimenté ce médicament; mais l'honorabilité des personnes qui l'ont prôné ne me permet pas de le passer sous silence

« L'usage avantageux de ce remède fut porté pour la première fois, en 1857, à la connaissance du public médical, dans une communication faite par M. le Dr Monat, aux Annales indiennes de la Société médicale (*Indian Annals of medical science*).

« Dans les districts qui longent le pied de l'Himalaya, près de Goruckpore et de Firhood, le goître est tellement fréquent que plus de 10 pour 100 de la population en est atteint; et lorsque, en 1855, le deuto-iodure de mercure fut employé, pour la première fois, par le capitaine Cumringham et le médecin-major Holmes, du 12e régiment de la cavalerie irrégulière, il se présenta dans une seule journée près de 500 malades pour subir le traitement. Pendant la saison froide d'une année, vingt-cinq mille (25,000) cas furent ainsi traités, et, en tout, ces officiers en ont guéri soixante mille (60,000).

« Ce qui prouve que les résultats favorables de ces premiers

essais n'ont pas été exagérés, est la publication récente d'un mémoire du Dr Macnamara de Firhood, dans le même journal (n° 15).
Ce médecin a traité, dans les trois dernières années, vingt-trois
mille (23,000) goîtreux, au dispensaire sous sa direction.

« Le grand mérite du remède est d'être peu coûteux (1), et
d'une application si facile qu'une personne étrangère à la médecine peut, en toute sécurité, être chargée de ce traitement.

« L'onguent se compose de 20 grains (1 gramme) de deuto-
iodure de mercure, soigneusement broyé dans un mortier, avec
une once (30 grammes) de cérat simple. Cette préparation est
d'une belle couleur écarlate, et doit être conservée à l'abri des
rayons lumineux.

« Environ une demi-heure après le lever du soleil, une partie
de l'onguent doit être étendue et frottée sur tout le goître, pendant à peu près dix minutes, avec une spatule d'ivoire ou un
coupe-papier. Il ne faut pas l'enlever à la suite de cette friction,
mais au contraire le recouvrir d'un tissu léger, et faire asseoir le
malade exposé au soleil, les rayons solaires paraissant exercer
une grande influence sur l'efficacité de ce remède. Lorsqu'il n'y
a pas de soleil, le cou doit être exposé librement au contact de la
lumière diffuse, ou bien il faut faire asseoir le malade auprès
d'un feu.

«Une demi-heure après l'application, on commence à éprouver
de la cuisson et une sensation de chaleur à la peau, etc.; une heure
plus tard, il se développe une vésication qui peut être pansée,
comme d'ordinaire, avec du cérat simple.

«Le Dr Macnamara affirme que les effets du deuto-iodure de
mercure appliqué sur le goître se prolongent longtemps après
que la vésication est guérie. La tumeur continue de décroître,
de jour en jour, pendant un mois ou six semaines, et même,
pour la guérison des goîtres les plus volumineux, il ne faut pas
répéter l'application du remède plus d'une fois chaque deux mois.
Les tumeurs les plus volumineuses se dissipent après deux ou
trois applications de l'onguent.

«Comme conclusion, il est digne de remarque que l'onguent

---

(1) Le prix coûtant en gros du deuto-iodure de mercure étant de 50 francs le
kilogramme, le gramme revient à environ 5 centimes.

du deuto-ioduré de mercure est en même temps d'un usage très-avantageux dans les engorgements les plus invétérés de la rate.

« L'onguent suffit seul pour assurer la guérison du goître, et la valeur non contestable des documents fournis à l'appui de l'efficacité du remède dans l'Inde, justifie complétement l'essai qu'on peut en faire dans plusieurs parties de l'Europe, où le goître est encore considéré comme une affection en général incurable.

«Signé : A. GRANT,
«chirurgien-major de l'armée indienne.»

M. Grant, voyageant en Suisse, avait été frappé du grand nombre de goîtreux qu'il avait rencontrés et de la difficulté de guérir les goîtres anciens et volumineux; c'est ce qui le détermina, à son retour en Angleterre, à rédiger la notice que M. le Dr Gosse a lue à la Société médicale du canton de Genève et qui lui a été envoyée par M. Lang, colonel au service de l'Inde, homme non moins instruit qu'animé d'une philanthropie judicieuse.

Je suis loin de vouloir mettre en doute les faits de guérison de goîtres qui ont été accomplis dans l'Inde par le deuto-iodure de mercure. Mais, après ce que j'ai dit, dans la première partie de ce travail, des diverses espèces de goîtres dont les uns sont *hyperémiques* ou *diffus*, et parfaitement curables, dont les autres sont *anémiques*, *indurés* et constitués par des *dégénérescences cartilagineuses osseuses*, par des *kystes indurés* et même par des *concrétions calcaires*, je suis en droit de me demander maintenant, grâce aux notions que nous avons sur le climat de l'Inde et sur le tempérament des Hindous, si les goîtres de ce pays sont de la même nature que ceux de nos contrées. Il y a lieu d'en douter rien qu'à considérer la prodigieuse diffusion du goître au pied de l'Himalaya et la facilité non moins prodigieuse avec laquelle cette endémie a cédé à l'agent préconisé par les chirurgiens de l'armée indienne.

C'est là un doute qui a pareillement été émis par M. le Dr Gosse, mais il n'est pas moins certain que le deuto-iodure de mercure est un médicament trop précieux (1) pour être exclu du traite-

____

(1) Ce qui le prouve, c'est l'efficacité du deuto-iodure de mercure dans les en-

ment du goître. J'ai signalé ce médicament parce que je crois devoir réunir tous les éléments propres à établir le formulaire du goître. Nous avons l'espoir que cette affection sera traitée un jour sur une vaste échelle. En effet, la sollicitude particulière du gouvernement français est éveillée à ce sujet, et il a, comme on le sait, confié à une commission spéciale l'étude de cette importante question d'hygiène publique.

Néanmoins je ne puis m'empêcher de dire qu'il est certaines questions qui ne peuvent être résolues par les commissions, réuniraient-elles les hommes les plus compétents. Il est des faits dont le contrôle échappe à ceux qui ne les ont pas vus de leurs yeux et touchés, pour ainsi dire, de leurs mains. Aussi me suis-je toujours, au sein de la commission de Paris, déclaré le partisan des missions particulières qui permettent à ceux qui les remplissent d'édifier une commission sur la valeur différentielle des faits pathologiques que l'on observe dans les divers pays où règne une endémie de même nature. Il est alors permis de comprendre pourquoi telle méthode curative réussit dans tel milieu et doit être modifiée dans tel autre, eu égard à la différence des mœurs, des habitudes, des tempéraments, des influences climatériques et hygiéniques, etc.

Je suis pleinement convaincu, quant à ce qui me regarde, que le goître et le critinisme, même pour notre Europe, doivent être attaqués et traités d'une manière différente dans leur point de départ étiologique et dans leurs conséquences pathologiques subsidiaires, selon les milieux où se développent ces endémies. A plus forte raison doit-il en être ainsi dans le climat de l'Inde comparé au climat de l'Europe.

Un mot encore sur le deuto-iodure de mercure.

L'usage de ce médicament n'est cependant pas inconnu chez nous dans le traitement du goître. M. le Dr Niepce recommande la pommade dont la formule suit, dans les cas où la tumeur est très-dure ; cette formule diffère peu de celle qu'emploient les médecins anglais dans l'Inde.

---

gorgements de la rate et dans les cas de tuberculisation mésentérique (carreau). Des cas très-remarquables ont été publiés dans les *Archives des sciences physiques et naturelles* (Bibliothèque universel'e de Genève', mai 1862, p. 38, 39 et 40, par MM. les Drs Duval et Rilliet.

Proto-iodure de mercure. .   75 centigr.
Axonge. . . . .   16 gram.

Le même praticien a dû, comme tous les médecins qui exercent dans les pays où le goître est endémique, varier beaucoup ses prescriptions et faire la part du tempérament des individus et des altérations qu'avait subies l'état général des malades (1).

«Un traitement que j'ai prescrit à plus de 300 goîtreux, et qui m'a le mieux réussi, dit M. le Dr Niepce, consiste : 1° en boissons amères, toniques, prises parmi les plantes antiscorbutiques, avec addition de sirop de proto-iodure de fer, préparé suivant la formule de Dupasquier.

« 2° L'huile de foie de morue, à laquelle je faisais ajouter par 100 grammes d'huile, 1 décigramme d'iode que jai remplacé par le bromure de fer à la dose de 15 centigrammes.

« 3° Les frictions sur la tumeur avec le liniment suivant:

Ammoniaque. . . . .   15 gouttes.
Brome. . . . .   2 gram.
Huile de camomille camphrée..   250   —   (2).

Enfin il n'est pas jusqu'au vésicatoire appliqué sur la tumeur qui n'ait été prescrit dans quelques cas.

M. Ferrus en recommandait l'usage et pensait qu'il avait de bons résultats. Ce moyen est d'autant plus utile que sur sa surface les médicaments agissent mieux que s'ils étaient placés sur la peau dépourvue de son épiderme.

Traitement chirurgical. — Après avoir exposé l'état de la science relativement au traitement intérieur et extérieur du goître, il me reste à dire quelques mots du traitement chirurgical. Je serai bref; car, malgré plusieurs succès qui ont été publiés, je pense

---

(1) Depuis l'envoi de ce travail aux *Archives*, M. le Dr Vingtrinier me communique deux faits on ne peut plus intéressants de guérison du goître par le *deuto-iodure de mercure*. L'un de ces goîtres consistait dans une tumeur très-volumineuse et très-invétérée. Le malade, qui avait subi différents traitements infructueux, a complétement guéri. J'ai essayé aussi le même médicament chez un jeune épileptique de l'Asile. Mais jusqu'à présent ce goître, très-complexe dans son origine et dans son développement, a résisté à la médication.

(2) Niepce, ouvr. cité, t. 1, p . 184.

que les chirurgiens les plus intrépides refuseront, à moins de
nécessité absolue, de tenter une opération aussi dangereuse que
celle de l'extirpation en masse.

Séton , extirpation. Dans son traité de chirurgie, Chelius vante
l'emploi du séton, et je crois que de tous les moyens chirurgicaux
c'est encore celui qui peut être employé avec le moins d'inconvénient. «On passe, dit M. le Dr Niepce, de haut en bas et d'un
côté à l'autre, un séton à travers la substance du goître ; l'inflammation qui survient est ordinairement peu grave; si le séton simple ne suffit pas pour obtenir une inflammation convenable, on
l'enduit d'une pommade irritante, et on le saupoudre avec de la
poudre de racine d'ellébore. Le séton doit être entretenu longtemps pour que l'inflammation se soutienne jusqu'à guérison
complète, et pour prévenir la résorption purulente. Alors même
que la suppuration s'arrête, et que les plaies du séton sont complétement cicatrisées, la tumeur n'en diminue pas moins jusqu'à
ce qu'elle ait disparu.» (Niepce, ouvr. cité, t. II, p. 485.)

La ligature en masse a été pratiquée par Desault, et M. Mayor,
de Lausanne, a remis cette opération en honneur. Il y a cependant
lieu de douter, malgré les succès obtenus par Coster, Brodie,
Cooper, que la ligature des artères thyroïdénnes supérieures et
l'extirpation en masse soient jamais préconisées comme méthode
ordinaire. Ces moyens ne peuvent être employés que dans les cas
extrêmes, et tels que celui qui a été décrit par M. le Dr Niepce, et
qui a provoqué une des plus hardies et des plus heureuses opérations qui aient été tentées pour l'extirpation du goître. Il s'agit
d'une tumeur qui ne présentait pas moins de 43 centimètres du
menton à la partie inférieure du cou, et 24 centimètres de développement chez un jeune homme de 18 ans qui était menacé de
suffocation.

On peut lire dans l'ouvrage de M. Niepce (p. 487) le récit de
cette hardie opération suivie d'un plein succès. Il ne fut du reste
procédé à l'extirpation que lorsque la tumeur eut été traversée
à sa base avec des aiguilles suffisamment longues et armées de
fils doubles pour en opérer d'abord la diminution. Après plusieurs jours pendant lesquels différentes ligatures furent faites,
on procéda à la résection de la tumeur, et la plaie énorme qui en

ne fut le siége d'aucune hémorrhagie. Une suppuration abondante s'établit, et, sept semaines après l'opération, la guérison était complète. La dissection de la tumeur montra qu'elle était formée par la glande thyroïde hypertrophiée, et que des vaisseaux artériels et veineux, très-volumineux, s'étaient développés et la traversaient en différents sens.

Dans les cas où la tumeur est formée par un kyste, on peut en pratiquer la ponction et faire des injections iodées, ainsi que l'a tenté M. le Dr Arthaud, de Lyon, dans un cas qui fut suivi d'un succès complet (1).

§ VII. — *Du traitement hygiénique et prophylactique du goître et du crétinisme.*

Programme médico-administratif.

Nous allons abandonner maintenant l'exposé des moyens de traitement individuel, pour examiner les ressources que nous offrent l'hygiène et la prophylaxie dans leurs rapports avec l'intervention de l'autorité administrative.

Plusieurs gouvernements, ainsi que nous l'avons vu dans le résumé historique qui se trouve au commencement de ce travail, se sont préoccupés de l'extinction du goître et du crétinisme. Ils ont fait appel aux lumières des savants et à l'expérience des médecins. Les conseils n'ont pas fait défaut; des programmes auxquels il n'a manqué que d'être appliqués, dans leurs parties essentielles au moins, ont été proposés par des commissions et par des médecins, sous leur propre responsabilité. Nous avons donc le champ libre pour examiner la question sous ses côtés divers, et au point de vue des intérêts sociaux et humanitaires les plus directs et les plus pratiques.

---

(1) Je fus un jour appelé à donner mes soins à un crétin qui, dans un accès de colère fréquent chez ces êtres dégénérés, s'était, dit-on, *enlevé son goître avec un couteau.* Je trouvai, en effet, un individu avec une large plaie au cou, et qui avait perdu passablement de sang; mais la glande thyroïde n'avait pas été atteinte et se trouvait à peu près à l'état normal. Cet individu s'était ouvert un kyste dont il était porteur, et un pansement ordinaire amena la cicatrisation. Depuis, le kyste n'était pas reparu. Mais ce crétin passait dans le pays pour s'être enlevé son goître.

Mais, si aucune application en grand n'a été faite dans l'intérêt de l'extinction du goître et du crétinisme, s'ensuit-il que la cause en soit due à l'impuissance de la science ou au défaut d'expérience des médecins? Personne ne peut le penser, après ce que nous avons dit de l'état de la question étiologique et des succès obtenus par les médecins dans le traitement individuel. Bien mieux, des expériences isolées ont été tentées et ont réussi; des mesures préventives ont été prises dans plusieurs endroits, grâce à l'initiative de quelques médecins zélés, ainsi qu'à la louable intervention des autorités locales, et le succès a couronné leurs efforts.

D'un autre côté, si le goître et le crétinisme n'ont pas cessé de ravager les plus belles vallées des Alpes et des Pyrénées, ainsi qu'une foule d'autres localités, il faut cependant reconnaître que, dans bien des milieux, les endémies en question ne se présentent plus sous une forme aussi hideuse et aussi fréquente. J'ai cité Martigny, et il y a d'autres contrées encore où une grande amélioration peut être constatée.

C'est là ce que m'affirmait, en 1845, M. le professeur Troxler, de Berne, qui avait fait une collection très-curieuse et très-intéressante des différents types de crétinisme.

Il en possédait quelques-uns de bien extraordinaires et qu'il n'aurait pas été possible, me disait ce savant et vénérable médecin, de retrouver dans la population existante. D'après son témoignage, la raison en était due aux améliorations que l'hygiène publique a subie depuis un quart de siècle, et dont les bienfaits se sont étendus à quelques-unes des vallées de la Suisse les plus infectées par le crétinisme (1).

Traitement du crétinisme, programme de la commission sarde. — Cette savante commission pose en principe :

---

(1) Mᵍʳ Billiet m'écrivait, en 1855, à propos de la diminution du goître et du crétinisme : « J'ai lu avec intérêt ce que vous me dites de la diminution du goître à Nancy et dans quelques localités des environs; je vous en félicite. Il ne me paraît pas prouvé qu'il y ait eu jusqu'ici une diminution analogue en Savoie; quelques personnes l'assurent; mais leur opinion ne paraît fondée que sur des données vagues et incertaines. Au reste cette diminution ne peut avoir eu lieu dans notre pays; car jusqu'ici on n'y a encore rien ou presque rien fait pour l'obtenir. »

1° Que le crétinisme n'est pas toujours inguérissable;

2° Que les premières années de la vie sont l'époque la plus opportune pour en entreprendre le traitement;

3° Que la difficulté d'améliorer un crétin croît à mesure qu'il s'approche de l'état adulte;

4° Que la probabilité d'améliorer les crétins est en raison inverse de l'intensité du crétinisme;

5° Que les crétins chez qui la structure de la tête est très-difforme de naissance sont tout à fait inguérissables;

6° Que l'amélioration se maintient toute la vie lorsque l'enfant est arrivé à l'âge de 9 ou 10 ans, quand bien même il resterait sous l'influence des causes pernicieuses locales.

Le programme du traitement de la commission comprend, sous les titres qui suivent, *la pédagogie, les précautions à prendre contre les causes locales, les précautions contre les habitations, les précautions alimentaires, les mesures propres à développer l'activité sociale, les précautions par rapport à l'instruction et à l'éducation, les mesures générales.*

L'examen sommaire de ces divers moyens va nous mettre au courant de ce qu'il est possible de tenter et de faire pour régénérer les pays où existe cette déplorable endémie.

Pédagogie. Institutions particulières destinées à l'éducation physique, intellectuelle et morale des enfants crétins. — D'après ce que j'ai dit, en commençant, de la genèse du crétinisme, qui est, à mon avis, une des dégénérescences les mieux caractérisées dans l'espèce humaine, on accordera une confiance bien réservée à tout ce qui a été dit, dans ces derniers temps, sur l'éducabilité des crétins.

La commission sarde, qui définit le crétinisme une *dégénération de l'espèce humaine, qui se manifeste dans certaines parties du globe, qui est caractérisé par un degré plus ou moins grand d'idiotisme associé à un habitus du corps vicié,* attache néanmoins beaucoup d'importance aux institutions dans le genre de celles que feu le Dr Guggenbühl avait fondées sur l'Abendberg. Mais, ici encore, il faut se placer vis-à-vis les faits et les examiner dans leur stricte réalité.

Nous avons posé en principe que l'on naissait crétin et que l'on devenait goîtreux. Cela ne veut pas dire cependant que si l'enfant était soustrait de très-bonne heure aux causes qui doivent développer chez lui la prédisposition au crétinisme, il ne puisse, dans quelques cas au moins, échapper aux conséquences de la dégénérescence dont il porte en lui le germe. Nous en pouvons fournir un exemple éclatant dans l'histoire des frères Odet, tous les deux médecins dans le Valais, tous les deux exposés, dès leur naissance, aux influences les plus funestes. C'est en 1846 que j'ai publié ce fait dans les *Annales médico-psycologiques* (1), et voici la manière dont M. le Dr Odet raconte comment son plus jeune frère et lui échappèrent aux conséquences de la prédisposition au crétinisme :

« C'est en suivant ces moyens curatifs (soustraction aux influences de la contrée par le changement de milieu, éducation spéciale), qu'un savant médecin, que je me glorifie d'avoir pour proche parent, est parvenu à me remettre au rang des hommes, de crétin au premier degré que j'étais, ayant été remis par suite de circonstances urgentes à des mains mercenaires, à l'âge de 3 ans et demi, et y étant resté pendant l'espace de deux ans. C'est encore en fortifiant le physique qu'on développa peu à peu l'intelligence de mon plus jeune frère, qui, encore à la mamelle, fut séparé de sa mère par ordre du médecin, et ne fut repris qu'au bout de deux ans et demi, époque du rétablissement. Quoiqu'on le visitât souvent, le crétinisme frappait sourdement ses facultés intellectuelles, sous le masque de quelques maladies, compagnes de l'enfance. Rentré à la maison, on ne fut pas peu surpris du danger qui le menaçait; on mit tout en œuvre; mais le mal avait déjà pris de profondes racines; il était au second degré. Il fallut du temps et de la patience. On ne se découragea pas, et à 8 ans il commença à se faire comprendre; à 9, il articula des phrases entières, et à 11 il se trouva à même d'aller au collége. »

Ce fait et d'autres que je pourrais citer n'enlèvent rien à la valeur de la proposition concernant la *congénitalité* du crétinisme.

---

(1) Morel, *Pathologie mentale en Italie, en Allemagne et en Suisse. Établissement de l'Abendberg* (*Annales médico-psychologiques*, année 1846, p. 168).

Mais, pourra-t-on m'objecter, si le crétinisme est une affection
congénitale, comment ne s'aperçoit-on pas, dès l'âge le plus ten-
dre, qu'un enfant est disposé à devenir crétin? A cela je répon-
drai que la même chose se remarque pour les scrofules et le rachitisme. Les enfants prédisposés à ces affections présentent assez
souvent, dans leurs premières années, les apparences de la plus
brillante santé, quoique cependant ils aient en eux le germe de
l'affection qui agira plus tard d'une manière si fatale sur le système lymphatique et sur le système osseux. J'ai vu pareillement,
dans les pays où le goître et le crétinisme sont endémiques, des
enfants se présenter, jusqu'à l'âge de 4 à 5 ans, avec les apparences d'une santé florissante ; mais, après une période écoulée
dans une trompeuse sécurité, « le crétinisme, comme le dit le
Dr Odet, frappait sourdement les facultés intellectuelles, sous le
masque de quelques maladies, compagnes de l'enfance. » Ces enfants devenaient tout à coup apathiques; leur figure perdait sa
fraîcheur; un teint blafard remplaçait les couleurs vives de l'enfance, les chairs se ramollissaient, et la vivacité des yeux s'étei-
gnait. Il y a, en un mot, un temps d'arrêt dans l'évolution intellectuelle et physique de ces malheureux enfants qui oublient
ce qu'ils ont appris, et restent stupides et hébétés.

Je suis loin de nier qu'une hygiène prophylactique, bien comprise et appliquée en temps favorable, ne soit de nature à modifier, dans les cas de ce genre, le tempérament de ces enfants;
mais il faut s'y prendre à temps, car on peut dire d'eux que, s'ils
ne naissent pas crétins complets, ils ont cependant les plus grandes dispositions à le devenir. Ils apportent en naissant le germe
d'une maladie qui ne demande qu'une occasion favorable pour
se produire avec ses signes caractéristiques.

Pour en revenir aux institutions fondées en faveur des enfants
crétins, arriérés et dégénérés à quelque degré que ce soit, je suis
loin de m'opposer au mouvement philanthropique de notre époque, qui s'est signalé en Allemagne et en Angleterre par des institutions admirables; mais je suis aussi de l'avis de Mgr Billiet,
qui m'écrivait en 1854 : « Certainement il est très-louable de donner des soins à l'éducation physique et morale des jeunes crétins
autant qu'ils en sont susceptibles ; mais, au fond, je crois qu'ici
l'humanité a plus à espérer de la prophylaxie que de la théra-

peutique; car, si un enfant est gravement atteint de crétinisme dès sa naissance, les soins de la charité parviendront bien à améliorer un peu son état, mais on ne peut pas ordinairement espérer une guérison complète » (1).

Précautions contre les causes locales, contre les habitations ; mesures propres à développer l'activité sociale.—Dessécher les marais, abattre les plantations de haute futaie, qui entretiennent l'humidité autour des habitations et empêchent l'air de circuler et la lumière de pénétrer; démolir les habitations insalubres, empêcher l'érection de nouvelles constructions dans les lieux reconnus malsains; obliger les propriétaires à construire selon les règles hygiéniques. Quand il s'agit de bâtir de nouveaux villages, s'éloigner du bas des vallées, les construire sur les hauteurs; établir des lois très-sévères pour maintenir partout la propreté, favoriser par tous les moyens possibles le commerce, établir des fabriques destinées à occuper un grand nombre de bras en hiver, ouvrir de nouvelles routes et faciliter les communications d'un pays à l'autre, afin d'activer le commerce et d'attirer l'affluence des voyageurs : tels sont, dans leur abrégé, les moyens proposés par la commission sarde. Tout le monde y applaudira, car ces moyens constituent un code d'hygiène publique auquel il n'y a pas d'objection à opposer; d'ailleurs l'éducation médicale que nous avons reçue s'est tellement vulgarisée en dehors de nous, que les personnes étrangères à la médecine parlent, sous ce rapport, le même langage que les médecins et comprennent le progrès à l'aide des mêmes moyens. Malheureusement il ne s'agit pas seulement de prescrire, mais encore faut-il se mettre à l'œuvre et convertir la théorie en pratique. Or, pour des raisons dont la commission sarde n'est pas responsable, aucun de ces excellents préceptes, qui sont en germe dans tous les esprits et dont elle s'est faite l'interprète si justement autorisé, n'a été mis à exécution en Savoie.

Cependant on ne peut dire que la commission ait manqué de

---

(1) *Influence de la constitution géologique du sol; Lettres de Mgr Billiet,* p. 72. (Voir les *Annales médico-psychologiques,* année 1855.) Il y a environ quinze ans que M. le comte Corti, de Cortigliote, a fondé à Aoste un établissement destiné au traitement des enfants crétins.

prévision ; les savants qui la composaient avaient une expérience trop grande des hommes et des choses pour ne pas savoir, qu'en dehors d'une organisation médicale fortement constituée et investie de pouvoirs suffisants, il n'était pas possible de voir se réaliser les vœux qu'elle avait émis et les préceptes qu'elle avait posés. Pour prouver cette assertion, il me suffit d'extraire du programme de la commission sarde l'article qui suit, dont l'exécution aurait assuré à lui seul la régénération des contrées infectées, et réalisé les plus légitimes espérances des promoteurs de cette glorieuse entreprise.

« Créer en chaque chef-lieu de mandement une junte de santé « composée principalement des personnes de l'art, en donnant à « cette junte tout pouvoir de faire exécuter, empêcher ou modifier « directement tout ce que peut exiger la salubrité des communes « de son rayon, avec l'ordre exprès de veiller à l'exécution exacte « de tout ce qui a été proposé par rapport aux constructions. ».

On le voit donc, l'idée de créer une commission médicale permanente, une sorte de pouvoir exécutif avec mission de faire entrer les idées théoriques dans le domaine de la pratique, est formellement exprimée par la commission. Elle y attache une si grande importance, qu'à l'article des *mesures générales*, le même vœu se reproduit encore ; et, comme si la commission avait voulu d'avance répondre à cette objection plus spécieuse que réelle que la science n'est pas assez avancée, à propos de la véritable origine du goître et du crétinisme, pour formuler un programme d'action, elle fait entrevoir au contraire que la science n'aura qu'à gagner à ce que l'on se mette promptement à l'œuvre.

« Enfin il conviendrait de créer une commission permanente « composée d'hommes de l'art, laquelle serait chargée de sur- « veiller, par des inspections locales, l'exécution des mesures « adoptées, de suggérer de nouveaux conseils lorsque l'expérience « et les progrès journaliers de la science jetteraient quelque lu- « mière nouvelle sur ces points si difficiles de l'hygiène publique, « et de recueillir de nouveaux matériaux statistiques, afin de les « comparer aux anciens et de se rendre compte des résultats ob- « tenus. »

Puisqu'il m'est impossible de citer la réalisation d'aucune des mesures proposées par la commission sarde, qu'il me soit permis de faire une excursion dans le domaine des faits pratiques qui se sont passés dans d'autres contrées. Ces faits ne sont pas encore très-nombreux, il est vrai, ils ne s'étendent pas à de grandes contrées, ils se limitent au contraire à des localités restreintes; mais le succès qui s'y rattache a une signification qui n'échappera ni aux médecins qui poursuivent avec ardeur la solution du problème scientifique, ni aux gouvernements qui ont le plus grand intérêt à ce que des populations plus ou moins nombreuses soient relevées de leur déchéance physique, intellectuelle et morale. D'ailleurs les faits que je vais citer seront pour moi une occasion de prouver que la science est assez avancée pour formuler un programme hygiénique qui, s'il était mis en pratique, ferait disparaître une des plus tristes dégénérescences qui existent. Je rendrai en même temps justice aux médecins qui, dans cette grande question d'hygiène publique et de régénération, ont pris une initiative pour laquelle on ne saurait assez les encourager.

Exposé de quelques faits pratiques; améliorations opérées à la Robertsau, à Rosières-aux-Salines, à Allevard, dans la presqu'île de Tourville. — C'est aux portes de Strasbourg,[sur les rives du Rhin, dans une contrée où le goître sévit dans les localités exposées aux inondations du fleuve qui les traverse, que se trouve la Robersau. Cette localité est située dans un delta baigné d'un côté par le Rhin aux flots rapides et torrentieux, et de l'autre par l'Ill, petite rivière tranquille et dont les eaux sont presque stagnantes.

De temps immémorial, le goître et le crétinisme avaient fait choix de domicile à la Robertsau, et les types que l'on y trouvait, d'après ce que m'a écrit à ce sujet le Dr François, ne le cédaient en rien, pour la dégradation physique, à ceux que l'on pouvait rencontrer dans quelques vallées des Alpes et des Pyrénées. Toutefois l'élément rachitique présidait le plus généralement à la *formation du type crétin* dans ces contrées (1). Aujourd'hui, cepen-

---

(1) Ce terme de formation du type crétin est justifié par les considérations que j'ai émises dans un travail récent : *De la Formation du type dans les variétés dégénérées,* ou *Nouveaux Éléments d'anthropologie morbide, pour faire suite à la théorie des dégénérescences dans l'espèce humaine* (Congrès médico-chirurgical de Rouen, 1863). J'ai eu pour but de prouver que différents éléments morbides présidaient à la formation du type dans les variétés dégénérées. Le cré-

dant, la situation est bien changée, grâce à trente années d'efforts employés pour amener toutes les améliorations désirables. La Robertsau est considérée comme une des localités les plus salubres des environs de la capitale du Bas-Rhin. Les fièvres, si communes autrefois, ont perdu de leur fréquence et de leur intensité. Le goître, qui était endémique, n'y existe plus qu'à l'état sporadique, et les quelques *spécimens* de crétinisme que l'on y rencontre, appartiennent à une génération qui tend à disparaître. « Il ne s'est plus produit, m'écrit le Dr François, de véritable type de crétinisme dans la localité dont je suis le médecin depuis plus de vingt-deux ans. On ne me présente plus même que très-exceptionnellement des enfants atteints de goître et les cas rares que je suis à même de constater sont très-légers. Les moyens employés successivement pour assainir la localité ont été les suivants, ajoute M. le Dr François. Les marais ont été comblés et remblayés avec de bonnes terres. Les eaux stagnantes ont disparu, soit par les soins de l'administration, soit par les tentatives des propriétaires. Les bas-fonds ont été exhaussés et sur ces emplacements, jadis marécages, eaux dormantes, marais fangeux; on voit s'élever des habitations qui offrent de grandres différences d'aménagement intérieur avec les habitations anciennes, basses, mal aérées, humides, malsaines, véritables réceptacles de la fièvre, du goître, des scrofules et de toutes sortes de maux. Partout on voit des jardins étaler aux yeux leur végétation vigoureuse. On n'a pas creusé de canaux de déviation par la raison que l'on a procédé par voie de tarissement. Il n'existe de saignées qu'aux canaux qui traversent la Robertsau, saignées qui servent de dégorgement» (1).

---

tinisme est certainement une des dégénérescences les mieux caractérisées dans l'espèce; mais il est des milieux où l'élément rachitique prédomine et se manifeste par des caractères extérieurs plus accentués que dans d'autres localités.

(1) J'extrais les passages suivants d'une lettre très-intéressante que m'écrit M. le professeur Tourdes, à la date du 7 mars 1862, et qui prouve que c'est à des améliorations générales que l'on doit la diminution du goître et du crétinisme dans le Bas-Rhin. Depuis le recensement général de 1861, le département du Bas-Rhin présentait 898 idiots ou crétins, dont 459 hommes et 439 femmes. Le nombre des crétins proprement dits ne dépasse pas 120 ou 150.... Le nombre total des goîtreux recensés en 1861 s'élève à 668, dont 127 hommes et 541 femmes. Si le crétinisme et l'endémie goîtreuse ont diminué en Alsace et tendent à s'étendre, *c'est*

Ces détails datent de 1854, et les dernières nouvelles que je reçois en 1862 confirment tous ces faits. Le Dr François me parle longuement de tous les autres moyens employés, tels que l'empêchement moral apporté au mariage des crétins, des crétineux et même des individus prédisposés au crétinisme ; l'amélioration des écoles, le développement progressif et l'application de tous les moyens hygiéniques conseillés par les médecins et imposés par l'autorité.

Il est bon d'ajouter que toutes ces améliorations ont été obtenues sans qu'il ait été nécessaire de modifier la nature des eaux potables. Le terrain de la Robertsau n'est pas gypseux. Les eaux que l'on y boit sont les eaux que l'on a bues de tout temps. Ce sont des eaux de source, puis les eaux de rivière de l'Ill et du Rhin. Toutes ces eaux ont été analysées et trouvées de bonne qualité. Elles contiennent peu de sels magnésiens ; quelques-unes n'en contiennent pas du tout. Mais cela ne prouve rien contre la théorie des eaux *goîtrigènes*. Les exemples d'eaux véritablement nuisibles sont trop avérés pour que l'hygiène n'en fasse pas son profit dans l'intérêt des populations. Le fait que je viens de citer est instructif en ce sens qu'il démontre la possibilité d'empêcher, dans certains milieux, la manifestation du goître et du crétinisme, rien qu'en ayant recours aux prescriptions de l'hygiène la plus ordinaire (1).

Des résultats de ce genre ont été pareillement signalés par M. le Dr Niepce. « Dans le bourg d'Allevard, depuis que les usines métallurgiques ont acquis l'importance qu'elles ont aujourd'hui, qu'elles emploient une grande quantité d'ouvriers, depuis que la création de l'établissement thermal sulfureux amène une quan-

---

par suite de mesures générales qui ont assaini le pays, et non par l'effet des soins donnés aux individus contaminés. Les goîtreux et les crétins n'y sont l'objet d'aucune surveillance particulière. Les uns restent dans leurs familles ; les autres, plus ou moins délaissés, finissent par être admis dans quelques-uns des hospices du département. » (Tourdes ; Strasbourg, 6 mars 1862.)

(1) Le Dr François, auquel revient une part si honorable dans les améliorations obtenues à la Robertsau, reconnaît qu'il a été puissamment aidé par les autorités locale et préfectorale. On peut consulter à ce sujet le rapport de M. le professeur Tourdes, membre du conseil d'hygiène, qui a pris une part si active à toutes les améliorations qui ont eu pour but de combattre le goître et le crétinisme dans plusieurs localités riveraines du Rhin.

tité considérable d'étrangers qui laissent beaucoup d'argent dans le pays; que la plupart des rues ont été entièrement reconstruites et élargies, *le nombre des crétins a considérablement diminué et il en naît beaucoup moins.* Il existait autrefois à Allevard une rue entière dont les habitations de tout un côté étaient occupées par des goîtreux et des crétins. Ces mauvaises maisons, basses et humides, étaient toutes en partie construites sur un ruisseau qui les traversait en dessous, et dont les eaux provenaient de l'écoulement des marais situés dans la vallée. Depuis que ces maisons ont été reconstruites en suivant des règles hygiéniques, *on n'y voit plus naître de crétins*, et il est certain qu'à Allevard leur nombre a diminué depuis qu'il y a plus d'aisance dans la classe ouvrière. La facilité pour les communications, que donne la création de nouvelles routes, est donc un moyen très-avantageux pour arriver à la diminution du crétinisme. (Niepce, ouvr. cité., t. I, p. 436).

Des améliorations du même genre ont été opérées à Rosières-aux-Salines (Meurthe), localité qui me rappelle tant de souvenirs, puisque c'est là que j'ai fait mes premières recherches sur l'étiologie du goître et du crétinisme (1). Je ne regrette pas, malgré bien des tribulations, les efforts que j'y ai déployés dans l'intérêt de l'extinction du goître et du crétinisme, puisqu'ils ont enfin provoqué de la part de l'administration locale des mesures propres à assainir la partie de la ville qui avait beaucoup de rapport avec le quartier insalubre d'Allevard et qui était, pareillement un foyer de goître et de crétinisme.

Chose digne de remarque, et que pourront constater tous ceux qui s'occuperont de l'étiologie du goître et du crétinisme, les affections ont des lieux d'élection privilégiés, même dans les contrées où elles sont endémiques. On les retrouve le long de certains cours d'eau, sur des terrains alluvionnaires gypseux, dans

---

(1) *Considérations sur les causes du goître et du crétinisme endémique,* à *Rosières-aux-Salines* (Congrès scientifique de Nancy, 1851). Le même volume renferme un excellent mémoire de M. le Dr Ancelon, de Dieuze, sur ce sujet. Parmi les écrits de ce médecin distingué, qui s'est efforcé de faire ressortir les rapports qui existent entre le goître et le créti.,isme de la vallée de la Seille, et les conditions paludéennes de la contrée, je citerai son mémoire sur les fièvres typhoïdes récemment développées par les émanations de l'Indre basse. (Lu à l'Académie des sciences, 15 mars 1847.)

les parties insalubres des localités, souvent d'un tel côté d'une rue plutôt que de l'autre. À Moyenvie (Meurthe), le foyer de l'endémie est concentré dans la *rue des Herghas* (des sourds, dans le patois du pays). C'est une rue en contre-bas du sol, sale, infecte, et dont les maisons ressemblent à des tannières.

C'est là ce que constate pareillement M. le Dr Barrey, ancien médecin de Saint-Nicolas, près Rosières-aux-Salines, et actuellement médecin-directeur de l'asile de Pontorson (Manche). Dans une lettre du 19 mars 1863, cet honorable praticien me cite plusieurs localités infestées par le goître et dont les eaux sont *magnésiennes et plâtreuses*. Mais l'endémie n'en reste pas toujours là ; elle augmente lorsqu'à cette cause viennent se joindre l'*influence d'un sol argileux humide*, celle aussi d'*habitations où, par le fait de cette humidité, a lieu constamment un travail d'émanations et de productions de moisissures spécifiques, véritable lèpre inhérente à la terre et aux murailles* (sic). «Dans tous ces milieux, ajoute M. le Dr Barrey, on commence à trouver des crétins, des crétineux, des scrofuleux. Ces affections ont disparu là où l'on a assaini le sol par le dessèchement des marais, où l'on a procédé à un meilleur aménagement des maisons. J'ai pu constater tous ces faits par moi-même, ayant étudié longtemps la topographie de cette contrée, et j'ai pu vérifier leur exactitude (1).

Je ne puis malheureusement, dans les limites que m'impose un mémoire sur un sujet spécial, publier les nombreuses correspondances que j'ai entretenues avec les médecins de localités où sévit l'endémie goîtro-crétineuse ; mais ces honorables confrères sont unanimes à considérer l'insalubrité du sol et des habitations comme le plus puissant auxiliaire de l'élément goîtrigène.

---

(1) J'ai communiqué à la commission du goître et du crétinisme un travail remarquable de M. le Dr Barrey sur les moyens d'assainir Rosières par la rectification des cours d'eau, par l'établissement des canaux de dérivation, qui empêcheraient la stagnation des eaux dans le sous-sol de cette localité. Rosières se trouve placée sur *un marécage souterrain*. Le travail de M. Barrey est digne d'un ingénieur des ponts et chaussées. J'en parle dans ce sens pour faire voir les ressources que trouverait le gouvernement dans les aptitudes de plusieurs médecins des localités contaminées, du jour où il serait sérieusement question de réaliser un programme médico-administratif pour l'extinction du goître et du crétinisme. Chez beaucoup de médecins, l'habitude de l'observation et l'expérience remplacent jusqu'à un certain point les aptitudes données par une éducation spéciale.

Personne n'est plus autorisé à parler dans ce sens que le D' Ménestrel, qui, à ses fonctions de médecin, joint celle de maire d'une
petite localité des Vosges (Sérécourt) infestée par le goître..

Ce zélé médecin fonctionnaire sait tout le prix qu'il faut atta-
cher aux eaux de bonne qualité (1); mais il pense qu'il existe
d'autres causes qu'il faut combattre. Il me cite à ce propos une
commune voisine de la sienne, qui n'en est séparée que par
2,500 mètres, où sur 30 habitants on rencontre 10 goîtreux
(Deuilly). «Cependant Deuilly repose sur un sol absolument sili-
ceux, sans trace de calcaire magnésien. L'eau dont s'abreuvent
les habitants découle d'un énorme bloc de grès bigarré. Le village
de Sérécourt présente au contraire un sol purement calcaire, et
l'eau y sort des rochers de Muschelkalk et de Dolomie. La composition et la qualité du liquide sont donc bien différentes pour
les deux localités; mais l'insalubrité des logements et la malpropreté sont identiques.» (Extrait d'une lettre du D' Ménestrel-Séré-
court, le 23 février 1862.)

Il n'y a donc rien d'étonnant à ce que les tendances réforma-
trices de ceux qui, de près ou de loin, ont une part d'influence
dans l'organisation de l'hygiène publique soient toutes dirigées
dans le sens de l'assainissement du sol et des habitations. Les
cures partielles qu'ils ont obtenues leur ont fait désirer à tous vivement que l'autorité centrale leur vienne puissamment en aide;
car ils succombent à leur tâche isolée. Ils ne peuvent lutter contre

---

(1) « J'avais, m'écrit le D' Ménestrel, rejeté l'emploi des sels d'iode dissous dans
l'eau employée à la panification, à cause de la trop grande volatilité de ces sels. J'a-
vais hésité sur l'usage, dans toutes les familles, du sel de cuisine ioduré ; enfin je
m'étais arrêté au moyen suivant et je l'avais proposé : c'est de renfermer une
quantité déterminée d'iode et de brome dans des capsules en fer, convenablement
disposées pour cet usage et placées dans les récipients des fontaines publiques,
entre la grenouillère et l'orifice du tuyau de conduite des eaux. Le peu de solubilité de l'iode dans ce liquide était compensé par la solubilité plus grande du brome,
et j'espérais un bon usage de cette combinaison.

« Je voyais en outre un certain avantage de pouvoir agir à l'insu de la population, sauf à observer attentivement les résultats. Quand on connaît la routine et
l'ignorance des populations des campagnes, on comprendra l'importance que j'at-
tachais à agir de la sorte. »

Le rapport de M. Ménestrel, adressé au ministre du commerce et de l'agriculture, a été envoyé à M. le secrétaire perpétuel de l'Académie de médecine. Malheureusement il n'a pas été donné suite à la question du goître et du crétinisme, si bril-
lamment soutenue par M. Ferrus.

l'incurie et l'apathie des habitants dans quelques cas, contre le défaut de ressources pécuniaires dans quelques autres. Ils éprouvent surtout les plus grandes difficultés, alors même qu'ils sont
investis d'une fonction administrative, à faire exécuter la loi sur
les logements insalubres, qui, d'après ce que m'écrit M. le Dr Ménestrel, *est toujours à l'état de lettre morte dans nos villages.*

Sans doute on a obtenu quelques bons résultats dans le département de la Seine-Inférieure, par l'application du traitement individuel inauguré par M. le Dr Vingtrinier. Mais cet honorable
praticien est le premier à convenir que le goître ne disparaîtra
complétement que lorsqu'on aura assaini quelques localités riveraines de la Seine qui, outre qu'elles sont exposées à des inondations, subissent les inconvénients de la stagnation des eaux
après le retrait du fleuve. Il y a du reste beaucoup à faire dans
ces localités pour ce qui regarde la propreté et la salubrité des
habitations et des rues, l'aménagement de bonnes eaux potables,
les soins prophylactiques spéciaux à donner aux enfants dans les
écoles. Il manque enfin, comme partout, une organisation médico-
administrative avec les pouvoirs nécessaires pour faire et agir.

On me pardonnera d'insister sur les conditions topographiques
des pays à goîtres, quand l'observation des faits nous apprend
combien les conséquences pathologiques diffèrent, d'un pays à
un autre, selon que certaines causes antihygiéniques existent
dans tel milieu, qui ne se retrouvent pas dans un autre, et
cela à égalité de latitude, de climat, parfois même de constitution
géologique du sol. Le rapport de la commission sarde renferme,
à ce sujet, des exemples remarquables de vallées qui suivent une
ligne parallèle, qui sont composées par le même sol, qui ont la
même profondeur, et dont les unes renferment des goîtreux et des
crétins, et les autres point. Les causes de la différence sont, d'après
les rapporteurs, dans l'absence d'hygiène, de propreté, d'industrie, chez les habitants d'une vallée, tandis que ceux de la vallée
voisine ayant eu occasion de déployer une grande activité sociale se sont trouvés préservés (1).

---

(1) Le rapport de la commission m'a semblé sortir de son impartialité en reje-
tant d'une manière absolue l'influence exercée par la constitution du sol. La commission est cependant obligée de convenir qu'en Savoie les crétins sont généralement moins nombreux sur les terrains calcaires jurassiques.

Avant de passer aux conclusions de ce travail, il me reste quelques mots à dire sur cette partie du programme hygiénique de
la commission sarde intitulée : *Précautions alimentaires, mesures à
prendre pour les mariages.*

Mesures alimentaires, précautions à prendre pour les mariages. —
Parmi les mesures alimentaires les plus importantes est l'emploi
des sels iodurés comme correctif de la nature des causes. J'ai
épuisé la question de l'emploi de l'iode dans le traitement individuel. Quand il s'agit d'hygiène générale, le même traitement
se reproduit dans son application la plus large. C'est ainsi que
les conclusions où est parvenu M. Chatin sont d'ioder les terrains
de la France qui ne le sont pas suffisamment. M. Chatin pousse
dans ses dernières limites, et nous ne l'en blâmons pas, sa théorie
sur l'insuffisance ou l'absence de l'iode dans l'air, les eaux, le
terrain, comme cause de l'endémie goîtreuse. Il ne se contente
pas de l'emploi de sels iodurés à l'intérieur, de frictions, etc.; il
veut encore que l'on iodifie le sol par les engrais, par les irriga-
tions, qu'on mette à profit les sources minérales qui portent de
l'iode en dissolution, que l'on iodifie enfin les produits qui
servent à nourrir les animaux contribuant à l'alimentation de
l'homme (1).

Je ne m'étendrai pas sur l'empêchement à apporter au mariage
des crétins et des individus prédisposés à cette affection. Je ne
pense pas que cette question si délicate et si complexe puisse être
résolue par voie législative. «La mesure d'empêcher le mariage
entre crétins, m'écrit M. le Dr François, n'a eu lieu à la Robertsau que par voie de persuasion et a souvent réussi, surtout lorsque la persuasion morale était appuyée par la menace de retrait
de *tout secours matériel.* J'ai pratiqué avec succès cette manière de
procéder sans craindre les reproches de ma conscience. L'autorité
n'a pas exercé d'influence dans ces questions ; *ce n'était que l'affaire
des ministres de l'un et l'autre culte et du médecin.* »

Je suis de l'avis de M. le Dr François : c'est par la persuasion
qu'il faut agir. Dailleurs lorsque les populations seront mieux

---

(1) *Résumé des travaux sur le goître et le crétinisme,* par M. le Dr Ed. Car-
rière (*Annales médico-psych.,* t. XVI, p. 199).

éclairées sur leurs véritables intérêts moraux, elles prendront conseil d'elles-mêmes et n'auront pas besoin d'être astreintes à une espèce de loi mosaïque. Et puis, où s'arrêterait la défense ? A quelle catégorie d'individus s'appliquerait-elle ? Nous commençons à être mieux instruits sur les transmissions héréditaires morbides et *sur la formation du type dans les variétés dégénérées* pour savoir que ce ne sont pas *les individus typiques* qui transmettent le plus facilement le mal dont ils sont atteints ; souvent ils sont frappés de stérilité. Mais il est une foule d'individus dont les dispositions ne sont pas toujours bien apparentes et dont la descendance est cependant frappée de crétinisme. Bien mieux, et j'en ai cité des exemples, des individus parfaitement sains et venus de pays où le goître et le crétinisme n'existaient pas, pour s'établir dans des contrées où ces affections sont endémiques, ont procréé des enfants crétins (1).

Dans l'ardeur qui nous entraîne à affranchir l'humanité des maux qui l'oppriment, est-il enfin une limite à laquelle il faille s'arrêter ? Cela est incontestable, et bien peu de médecins, je crois, suivront M. le Dr Caffe sur le terrain où il s'est placé en proposant un moyen d'extinction du crétinisme bien plus rationnel, selon lui, que tous ceux qui ont été mis en avant. Où est d'ailleurs notre droit de faire une opération chirurgicale pour prévenir à sa source la propagation du crétinisme ? M. Caffe est un médecin trop instruit et trop expérimenté pour ne pas savoir que le moyen le plus

---

(1) Le rapport de M. Skoda sur le crétinisme dans les États autrichiens signale le même fait. Il y est fait mention de crétins naissant de parents sains d'esprit *(geisles-gesund)* ; mais ce mot *sains d'esprit* n'implique pas que les femmes enceintes n'éprouvent pas, pendant leur grossesse, l'influence de cette espèce de *malaria* propre aux pays où règne l'endémie goîtreuse, et qui est assez puissante pour agir sur le produit de la conception. En dehors de cette donnée pathogénique, on serait donc réduit à admettre, ainsi que quelques mères de crétins me l'ont assuré, l'influence opérée par la vue des crétins qui les entouraient. On admettra difficilement que l'influence seule de l'imagination puisse opérer de tels prodiges ; aussi les médecins expérimentés conseillent-ils aux femmes de la classe aisée de passer le temps de leur grossesse dans des pays où l'endémie n'existe pas. Au reste, dans les travaux nouveaux que j'entreprends *sur la formation du type dans les variétés dégénérées*, et dont un premier fascicule a paru, je traiterai de cette importante question pathogénique.

propre à détruire une endémie est de s'opposer à la manifestation des causes qui la produisent (1).

On me saura gré de terminer ce que j'ai dit sur l'hygiène générale du goître et du crétinisme par l'extrait qui suit d'une lettre
de Mgr Billiet, qui est un véritable programme des moyens à employer contre ces affections.

« En fait de moyens prophylactiques, voici, à mon avis, ceux
par lesquels on pourrait commencer dès à présent.

« 1° *Moyens propres à combattre les causes secondaires.* Déboi-
ser, faire couper les grands arbres qui ombragent trop les habitations des paysans; faire pratiquer la propreté, ordonner l'en-
lèvement des fumiers qui sont très-souvent jetés dans une mare
à la porte des habitations; favoriser la circulation de l'air, faire
agrandir les fenêtres, ne pas laisser des familles entières sur la
terre nue, faire faire dans chaque habitation un plancher ou un
dallage.

« 2° Multiplier l'usage des filtres domestiques; aviser aux moyens
de faire faire des filtres peu coûteux; voir s'il n'y aurait pas
moyen d'en augmenter l'efficacité en y ajoutant quelques réactifs.

« 3° *Moyens directs.* Chercher de bonnes eaux. Il est incontestable qu'il y a des eaux qui donnent le goître et d'autres qui en
guérisent. En Savoie les eaux les plus généralement accusées de
causer le goître et le crétinisme sont : 1° celles qui ont traversé
un terrain gypseux; 2° celles qui produisent du tuf; 3° celles qui
sortent du sol argileux; 4° quelquefois les puits creusés dans un
terrain d'alluvion, causent le goître, pas toujours; 5° en quelques endroits la mollasse donne le goître, en d'autres endroits,
non. Les eaux qui sortent du calcaire compacte, du calcaire dur
et à couches épaisses, ne donnent jamais ni le goître, ni le crétinisme; en général celles qui sortent des roches dures, des roches
où il n'y a rien de friable, rien de soluble, sont les plus saines. Il
y a donc beaucoup à faire pour chercher et conduire de bonnes
eaux partout où cela est praticable.

---

(1) Voir le *Journal des connaissances médico-chirurgicales* (du 10 mars
1863) avec la réponse à M. Caffe, de M. le Dr Legrand du Saule (numéro suivant
d'avril).

« Nous avons en ce diocèse, entre Montmélian et Aiguéville, une paroisse appelée Coise, sur un sol moyennement crétineux. Il y a là un village de treize maisons appelé Longematte ; ce village n'ayant point d'eau, allait la prendre à une source située à quatre ou cinq minutes. Cette eau passe pour iodurée ; on assure qu'elle enlève le lait aux vaches et même aux nourrices.

« Un paysan qui en avait un filet sur sa propriété, fit un creux profond pour la faire disparaître comme nuisible. Tandis que le hameau allait chercher l'eau iodurée, il n'y avait ni goîtreux ni crétins, pas un seul. Depuis deux ou trois ans, les habitants ont creusé un puits pour avoir l'eau plus près ; depuis lors ils en ont autant et plus que les autres habitants de la paroisse. Il n'y a que huit jours que le curé m'a exposé ce fait (1).

« 4° Préparer des remèdes iodurés économiques et inoffensifs, et les faire administrer très-prudemment aux enfants qui fréquentent les écoles communales.

« 5° Faire construire des citernes. Ce moyen, qui introduit l'usage d'une eau distillée, qui n'a point subi l'influence du sol, est de tous le plus sûr et le plus efficace.

« Il faudrait faire un règlement pour déterminer l'emploi de ces moyens, donner à MM. les préfets les pouvoirs nécessaires pour les faire exécuter, et mettre pour cela quelques fonds à leur disposition. » (Lettre de Mgr Billiet ; Chambéry, 28 mars 1862.)

Après les détails dans lesquels je suis entré, je me trouve dispensé d'analyser le programme que M. le Dr Skoda, de Vienne,

---

(1) Ce fait a beaucoup d'analogie avec celui qui a été cité tant de fois et dont M. Chatin a fait mention dans son mémoire à l'Académie.

Fully et Saillon sont deux villages contigus et placés au milieu de vignobles qui s'étendent sur la rive droite du Rhône.

Fully, où toute la population a le goître, est cité pour le grand nombre de ses crétins ; Saillon, au contraire, était renommé pour la belle santé de ses habitants, que n'atteignait que très-rarement le goître, plus rarement encore le crétinisme.

Or Saillon a perdu cet heureux privilége depuis qu'une fatale combinaison a détruit l'aménagement des eaux dont se servaient les habitants, la nouvelle prise d'eau ayant eu lieu au-dessus d'une source d'eau thermale très-riche en iode et qui communiquait aux eaux anciennes ses propriétés thérapeutiques.

Ce fait prouve d'une manière péremptoire la vertu médicatrice de l'iode dans le traitement et la prophylaxie du goître, mais il n'infirme pas ce que nous avons dit des autres moyens à employer pour détruire, dans tel ou tel milieu, les conditions insalubres qui favorisent le développement de l'endémie goîtro-crétineuse.

a présenté au gouvernement autrichien, et qui lui a été inspiré
par l'étude des documents nombreux envoyés par les médecins
de l'empire sur la demande du Ministre de l'intérieur. Ce programme ne diffère pas essentiellement de celui de la Commission de Sardaigne. J'y trouve cependant deux points essentiels à
signaler :

1° M. Skoda s'élève avec raison contre l'avis de quelques médecins qui auraient voulu entraîner le gouvernement à fonder
des asiles pour les crétins afin d'étudier *les conditions pathologiques
du crétinisme.* M. Skoda fait observer qu'il y a assez de crétins
dans les hospices de Salzbourg, de Gratz, et autres lieux, pour
qu'il soit donné aux médecins de fréquentes occasions d'étudier
l'anatomie pathologique du crétinisme. Le savant professeur aurait pu ajouter qu'il est préférable de voir un gouvernement
employer ses ressources à prévenir le crétinisme, au moyen de
mesures médico-administratives bien entendues, plutôt qu'à
créer des asiles dispendieux où l'on ne guérira personne, et qui
ne préviendront pas le développement de l'endémie au sein des
populations.

2° M. Skoda appelle l'attention du gouvernement sur l'idée de
quelques médecins qui voudraient voir exempter du service militaire les hommes valides des pays crétinisés. L'intention est très-
louable, sans doute; mais, dans l'état politique actuel des puis-
sances européennes, il est peu probable que les gouvernements
pussent entrer dans les vues prophylactiques des médecins qui
s'occupent de la régénération de l'espèce humaine.

Quant à ce qui regarde maintenant les exemptions pour le
service militaire, j'émettrai, à propos du goître, une idée qui
pourra paraître étrange, c'est de ne pas faire du goître curable
une cause d'exemption. Ma manière de voir est fondée sur ce
fait, qu'un des grands obstacles que les parents opposent au
traitement officiel ou bénévole du goître, est la perspective de voir
leurs enfants exemptés, en raison de cette infirmité, du service
militaire. D'un autre côté, le meilleur moyen de guérir les goîtres,
et de modifier même d'une manière heureuse les cachexies goi-
treuses, est de dépayser les individus atteints par l'endémie (1).

____

(1) L'intérêt dont le gouvernement autrichien environne cette question se com-

CONCLUSIONS.

Le goître et le crétinisme ont des affinités d'origine qui ne permettent pas de séparer l'étiologie et le traitement de ces affec-tions : *on devient goîtreux et l'on naît crétin.*

Les causes du goître endémique sont dues à certaines consti-tutions spéciales des terrains, dont l'*influence toxique* est favorisée et développée par l'humidité excessive, et par toutes les mau-vaises conditions qui altèrent la santé des populations, et, entre autres, par les habitations insalubres et par la mauvaise qualité des eaux.

Dans les contrées où le goître est endémique, on peut suppo-ser l'existence d'une sorte de *malaria* qui finit par déterminer une diathèse spéciale chez les habitants des pays contaminés.

Ce n'est pas toujours, en effet, le goître qui est la manifesta-tion extérieure de l'élément toxique, c'est encore un état d'inner-vation qui affecte le système cérébro-spinal, et qui se traduit par l'affaiblissement des forces physiques et par l'abaissement, le manque d'énergie des facultés intellectuelles et morales.

La partie réputée saine des populations, dans les pays où le goître et le crétinisme sont endémiques, n'échappe jamais com-plétement à cet ensemble de symptômes morbides qui influe d'une manière spéciale sur le caractère typique de la race.

---

prend facilement rien que par l'exposé statistique des faits. Nous allons citer quel-ques chiffres concernant les crétins seulement, mais on pourra juger par là quel doit être le nombre des goîtreux.

Nous voyons d'abord que la Carinthie, sur 336,726 habitants, compte 3,068 cré-tins (1552 hommes, 1516 femmes); soit 1 crétin sur 110 habitants.

Dans le cercle de Salzbourg, sur 147,000 individus, il s'est trouvé 1136 crétins (591 hommes, 545 femmes); soit 1 sur 139.

En Styrie, sur 976,785 habitants, on a trouvé 5,856 crétins; soit 1 sur 166 indi-vidus.

C'est la Haute-Autriche et le Tyrol qui en comptent le moins. M. le D^r Kœstl, ancien médecin de l'asile de Prague, croit que ces chiffres sont encore au-dessous de la vérité, puisqu'il estime que le chiffre des crétins de la Carinthie n'est pas au-dessous de 12,000. Je pense que la raison de ces divergences est dans la détermi-nation réelle du terme crétinisme. Il est probable que M. Kœstl aura fait entrer dans sa statistique les diverses variétés désignées sous les noms d'*imbéciles*, d'*idiots*, de *sourds-muets*, de *scrofuleux*, etc., qui, de près ou de loin, surtout dans les pays contaminés, se rapprochent de la dégénérescence crétineuse.

Les maladies du système lymphatique et du système osseux sont fréquentes dans les milieux où le goître est endémique. On y rencontre, plus que partout ailleurs, les tempéraments scrofuleux et lymphatique, le rachitisme, les diverses difformités du squelette, et la surdi-mutité.

Le crétinisme est une dégénérescence de l'espèce dont il faut rechercher l'origine dans les conditions morbides des ascendants. Il existe différentes variétés de crétinisme.

Les influences morbides générales s'exercent parfois avec une telle intensité, qu'elles atteignent l'individu jusque dans les conditions fœtales de son existence. C'est là ce qui explique le crétinisme congénital chez des enfants nés de parents qui sont venus d'une contrée étrangère s'établir dans un pays où le goître et le crétinisme étaient endémiques.

Dans tout pays donc où le goître est endémique, on trouvera des crétins.

Cette loi ne subit d'exceptions que dans les contrées où des éléments régénérateurs puissants font antagonisme aux conséquences fatales de la cachexie goîtreuse. C'est là ce qui a pu faire croire que le crétinisme était une affection complétement indépendante du goître; mais, dans les pays mêmes où le goître existe indépendamment du crétinisme, l'état de malaise des populations se traduit par des signes caractéristiques.

Règle générale, le goître n'est que le premier symptôme d'une affection dégénératrice, dont le crétinisme est le terme ultime par voie de génération.

L'étude intime des faits considérés dans leur évolution pathogénique amènera tout observateur impartial à reconnaître que, dans les contrées où le crétinisme s'efface en apparence devant l'endémie goîtreuse, on trouvera, plus que partout ailleurs, les scrofules, le rachitisme, la surdi-mutité, ainsi que diverses dégénérescences de l'espèce désignées sous les noms d'*idiotie*, d'*imbécillité*, de *faiblesse de constitution*, etc.

L'iode est incontestablement le spécifique le plus efficace du goître, mais cet agent, ainsi que ses diverses préparations, ne suffisent pas pour faire disparaître l'endémie goîtro-crétineuse qui s'est localisée dans telle ou telle contrée, dans tel ou tel milieu. Il faut recourir à l'application d'une hygiène préservatrice ou prophylactique.

Mais, en présence de l'apathie et de l'indifférence, de la pauvreté, et parfois aussi de l'opposition systématique des populations et des autorités locales, le médecin est désarmé. Son action est trop individuelle, conséquemment trop restreinte. C'est là ce que reconnaissent unanimement tous ceux qui se sont occupés du traitement et de la prophylaxie du goître et du crétinisme.

Il faut donc, si l'on veut arriver à un résultat définitif, que tous les moyens dont dispose l'administration d'un grand pays convergent vers un but capital, celui d'améliorer les conditions intellectuelles, physiques et morales des individus qui vivent dans les pays contaminés.

C'est là une vérité qui a été comprise par la commission sarde, qui aurait désiré voir une junte médicale instituée en permanence pour veiller à l'exécution des mesures prescrites.

Quelle pourrait être la meilleure organisation d'une commission permanente destinée non-seulement à combattre l'endémie goîtro-crétineuse dans ses origines, dans ses conséquences, mais encore à prévenir cette affection, grâce à des moyens prophylactiques de l'ordre médical et de l'ordre administratif? C'est là ce que je vais essayer de formuler dans le programme qui suit :

Programme médico-administratif.

§ I. Il serait établi une commission centrale et permanente du goître et du crétinisme à Paris; cette commission serait chargée d'organiser les moyens les plus efficaces pour remédier aux causes du goître et du crétinisme dans les contrées et dans les milieux où l'on aurait, au moyen de documents statistiques officiels, constaté l'endémicité de ces affections, et déterminé le nombre des individus atteints.

Pour l'application de son programme général, la commission centrale pourrait utiliser l'action des comités d'hygiène, et profiter de l'organisation des médecins cantonnaux qui fonctionnent déjà dans plusieurs de nos départements. A cet effet, il suffirait de prendre les dispositions qui suivent :

§ II. Les comités d'hygiène existants seraient, dans tous les milieux où le mal sévit avec intensité, fortifiés par une sous-commission particulièrement chargée de la question du goître et du crétinisme. Une sous-commission s'occuperait de l'application du programme général édité par la commission centrale. De plus, dans la question des voies et moyens propres à combattre ou à prévenir l'endémie, elle serait juge des modifications que doit subir un programme général selon les milieux où se développe le mal, selon l'intensité de ce mal, eu égard aux habitudes, aux mœurs, à l'hygiène des individus des pays contaminés.

§ III. Entre autres attributions, la sous-commission, tout en exerçant un rôle actif au point de vue hygiénique et prophylactique, serait chargée de faire progresser la partie scientifique et thérapeutique proprement dite : analyse des eaux, de l'air; étude du sol; application des procédés de culture propres à modifier les influences telluriques de mauvaise nature; conduite, aménagements des eaux; médecine comparée; organisation des écoles, etc.; c'est désigner d'avance les spécialités qui devront renforcer les commissions d'hygiène déjà existantes : chimistes, géologues, agriculteurs, vétérinaires, ingénieurs, représentants de l'instruction publique et du culte.

§ IV. Dans tous les milieux où le mal sévit d'une manière endémique, on établirait des circonscriptions médicales, à la tête desquelles seraient placés un ou plusieurs médecins chargés de visiter les villages, les habitations, de donner des soins particuliers aux goîtreux, de veiller, en un mot, à l'exécution du programme général, et à celle des prescriptions particulières éditées par la sous-commission locale.

§ V. Les fonctions de ces médecins seraient rétribuées; ils seraient nommés par le gouvernement, et correspondraient directement avec les préfets des départements.

§ VI. On donnerait à la sous-commission d'hygiène un pouvoir suffisant pour prendre l'initiative de certaines mesures spéciales, délibérer sur les propositions des médecins chargés de visiter les localités, proposer à l'autorité administrative les meilleures mesures à prendre dans l'intérêt hygiénique et prophylactique des intéressés.

§ VII. Il existerait à Paris, au ministère de l'intérieur ou du commerce, un bureau spécialement chargé de centraliser les documents envoyés par les médecins sanitaires et par les sous-commissions d'hygiène.

§ VIII. Les dépenses qu'entraîneraient ces mesures seraient à la charge des départements et des communes, sauf le concours de l'État dans les cas où le mal sévirait d'une manière endémique, et où les ressources locales ne suffiraient pas pour le combattre.

§ IX. Les préfets des départements où seraient institués ces moyens sanitaires communiqueraient chaque année à leurs conseils généraux les rapports des médecins ou des commissions d'hygiène, ainsi que cela se fait pour les asiles d'aliénés.

§ X. Le ministre dans les attributions duquel sera placée cette organisation médico-administrative se fera rendre compte annuellement des résultats obtenus. Il convoquera la commission centrale lorsqu'il le jugera convenable, pour la faire délibérer sur les modifications que l'on croira devoir introduire dans l'organisation primitivement adoptée. Le même ministre jugera s'il n'est pas utile de procéder tous les trois ou cinq ans à un nouveau recensement des goîtreux et des crétins, afin de constater l'efficacité des moyens employés. Il sera juge de l'opportunité qu'il y aurait à établir un prix annuel pour le meilleur travail sur la matière, et à donner des missions particulières à ceux que leur zèle pousserait à étudier la question, non-seulement en France, mais encore dans les pays étrangers.

MOREL ,

Membre de la commission du goître et du crétinisme.

Nota bene. La commission du goître et du crétinisme, à Paris, a procédé à une vaste enquête sur le nombre des goîtreux et des crétins en France. Il faut espérer que les résultats en seront bientôt connus, et qu'il sera possible de s'occuper ensuite des moyens hygiéniques et prophylactiques. On comprendra facilement qu'en prenant l'initiative, ainsi que je l'ai fait dans ce travail, d'un programme médico-administratif, je n'engage que ma responsabilité personnelle, et ne préjuge pas des intentions ultérieures de la commission quant à ce qui regarde les mesures qu'elle croira devoir proposer. Mon intention principale a été de vulgariser la question et de la faire entrer plus avant dans le domaine de l'observation médicale.

Paris. — A. PARENT, Imprimeur de la Faculté de Médecine, rue Monsieur-le-Prince, 31.

TABLE DES MATIÈRES

TABLE DES MATIÈRES

9 782016 145289